Raphael Otakwa

DETERMINANTES SOCIOECONÓMICOS DA TUBERCULOSE PULMONAR NA IDADE DAS CRIANÇAS

Raphael Otakwa

DETERMINANTES SOCIOECONÓMICOS DA TUBERCULOSE PULMONAR NA IDADE DAS CRIANÇAS

PTB EM CRIANÇAS COM VIH/SIDA COM IDADES COMPREENDIDAS ENTRE OS 5-15 ANOS

ScienciaScripts

Imprint

Cover image: www.ingimage.com

This book is a translation from the original published under ISBN 978-620-5-62996-3.

Publisher:
Sciencia Scripts
is a trademark of
Dodo Books Indian Ocean Ltd. and OmniScriptum S.R.L publishing group

120 High Road, East Finchley, London, N2 9ED, United Kingdom
Str. Armeneasca 28/1, office 1, Chisinau MD-2012, Republic of Moldova, Europe
Printed at: see last page
ISBN: 978-620-5-56925-2

DETERMINANTES SOCIOECONÓMICOS DA TUBERCULOSE PULMONAR EM CRIANÇAS DOS 5-15 ANOS DE IDADE QUE VIVEM COM O VIH E A SIDA NO CONDADO DE MOMBASA

POR

RAPHAEL MAKOKHA OTAKWA

UMA TESE DE INVESTIGAÇÃO APRESENTADA EM CUMPRIMENTO PARCIAL DOS REQUISITOS PARA A ATRIBUIÇÃO DO GRAU DE MESTRE EM SAÚDE PÚBLICA, UNIVERSIDADE MASENO

DEZEMBRO 2020

DEDICAÇÃO

Este relatório de investigação é dedicado a todas as pessoas que abraçam a honestidade e fazem bem aos seus semelhantes. O mundo está cheio de pessoas cuja intenção é enganar e fazer mal aos outros, para aqueles que se atrevem a ser diferentes, esta tese é dedicada a si.

AGRADECIMENTO ANUAL

Manifesto a minha mais profunda gratidão a todos os que me ajudaram a terminar este projecto de investigação. Tenho uma especial dívida de gratidão para com os meus supervisores, cujos conselhos, apoio, críticas construtivas e direcção forneceram a base para a conclusão efectiva da investigação. Muito apreço é também extensivo à liderança da Universidade de Maseno, que me apoiou na continuação da viagem apesar de obstáculos como a pandemia do coronavírus e outros que a poderiam ter descarrilado. O âmbito e os resultados do estudo foram definidos e revistos com a ajuda de todos os meus professores, a quem agradeço sinceramente os seus extraordinários conhecimentos. Também quero expressar o meu agradecimento aos meus colegas de turma, com os quais iniciei esta busca de pós-graduação, pelo seu apoio moral, que me deu o impulso para continuar. Serei sempre grato aos participantes no estudo que voluntária e pacientemente responderam às questões que lhes coloquei durante os processos de recolha de dados. Para qualquer outra pessoa que eu não tenha mencionado, idealmente porque o espaço não me permite fazê-lo, por favor aceite a minha sincera gratidão por me ter ajudado neste trabalho.

Acima de tudo, agradeço ao Deus Todo-Poderoso por me ter levado até aqui.

ABSTRACT

Antecedentes: A tuberculose (TB) é um problema de saúde pública que tem afectado significativamente o condado de Mombaça. A maioria dos doentes de tuberculose no condado de Mombaça provém da população urbana pobre. Uma parte significativa desta população vive em bairros de lata caracterizados por maus resultados de saúde em comparação com os que vivem em áreas não degradadas no condado.

A Tuberculose Pulmonar (PTB) é conhecida por tirar partido de ambientes em bairros de lata para infectar pessoas. As pessoas que vivem com o vírus da imunodeficiência humana (VIH) e a síndrome da imunodeficiência adquirida (SIDA) são frequentemente o alvo fácil do PTB devido à sua imunidade comprometida. As crianças que vivem com VIH/SIDA são desproporcionadamente afectadas, com estatísticas globais estimando que mais de um milhão de crianças que vivem com VIH/SIDA também têm tuberculose.

O PTB e a co-infecção com VIH estão no topo das doenças com maior morbilidade e mortalidade. A co-infecção é responsável por 40% das consultas externas e 45% das internações hospitalares. O condado de Mombaça, no Quénia, ocupa o segundo lugar após o condado da cidade de Nairobi, como nas infecções por PTB. Há necessidade de estabelecer os determinantes da elevada prevalência de PTB no condado de modo a conceber intervenções de prevenção adequadas para salvaguardar o condado, uma vez que é um importante destino turístico no país. O aumento das infecções de PTB poderia dissuadir os turistas que visitam o destino e negar ao país as tão necessárias divisas estrangeiras.

Objectivo do estudo: O objectivo geral do estudo era estabelecer os determinantes do PTB em crianças com idades entre os 5-15 anos que vivem com VIH/SIDA no condado de Mombaça. Especificamente, o estudo procurou estabelecer os factores socioeconómicos, culturais e geográficos associados às infecções PTB em crianças com idades compreendidas entre os 5-15 anos que vivem com o VIH/SIDA no condado de Mombaça.

Métodos de investigação: Foi adoptado um desenho de investigação transversal, com a população alvo constituída por crianças com idades compreendidas entre os 5-15 anos a viver com VIH/SIDA no condado de Mombaça. Foi utilizada uma amostragem aleatória simples para obter os inquiridos no estudo, com base num tamanho de amostra de 366 obtidos utilizando uma fórmula padronizada de Yamane. A amostragem propositada foi utilizada para seleccionar os seis sub-hospitais do condado em que se basearam os dados clínicos das minas para o estudo. Foram utilizadas estatísticas descritivas para traçar o perfil das características dos inquiridos visados para inferir os determinantes da infecção por PTB no condado de Mombaça. Foram utilizadas análises de correlação e regressão múltipla para avaliar as relações entre os determinantes identificados e PTB, sendo as características sócio-económicas medidas através do rendimento familiar, avaliações da riqueza, e avaliações subjectivas da pressão económica.

Resultados: Foram observadas relações estatisticamente significativas entre os determinantes sócio-económicos, culturais e geográficos da infecção PTB e a doença PTB, com o rácio do modelo de regressão a mostrar uma relação significativa.

Conclusão: Conclui-se que a infecção PTB entre crianças entre os 5-15 anos de idade que vivem com VIH/SIDA no condado de Mombaça pode ser significativamente reduzida através da concepção de intervenções de prevenção PTB que visem os factores socioeconómicos, culturais e geográficos que aumentam a vulnerabilidade das crianças à infecção PTB.

Recomendações: Recomenda-se que sejam desenvolvidos esforços pelos Governos Nacional e do Condado, bem como pela sociedade civil, no sentido de proporcionar educação de prevenção PTB a todos os clientes que visitam hospitais e através de acções de sensibilização em áreas altamente vulneráveis. O governo deve também construir infra-estruturas tais como estradas e instalações de saúde para melhorar o acesso das crianças ao tratamento. Há também necessidade de conceber intervenções para criar emprego de modo a combater a pobreza, uma vez que esta afecta o estatuto socioeconómico das pessoas, o que as torna vulneráveis à infecção PTB.

ÍNDICE

ACRÓNIMOS

AIDS	Acquired Immune Deficiency Syndrome
ANOVA	Analysis of Variance
ART	Anti-Retroviral Therapy
CO	Carbon Monoxide
CI	Confidence Interval
COVID-19	2019 Coronavirus Disease
CVI	Content Validity Index
DOT	Direct Observation Treatment
HIV	Human Immune-deficiency Virus
LTBI	Latent TB Infection
M.PTB	Mycobacterium Pulmonary Tuberculosis
MTB	Mycobacterium Tuberculosis
NTLD	National Tuberculosis, Leprosy, and Lung Disease
PTB	Pulmonary Tuberculosis
SES	Socio-Economic Status
TB	Tuberculosis
TPT	TB Preventive Therapy/Treatment
WHO	World Health Organization

CAPÍTULO UM INTRODUÇÃO

1.1 Antecedentes

A tuberculose (TB) é uma das doenças humanas mais antigas, e continua a ser uma das principais causas de mortalidade. A doença, que é causada por uma bactéria chamada Mycobacterium tuberculosis (MTB) é muito contagiosa e pode infectar qualquer pessoa exposta à MTB. Relatórios de casos mostraram que a MTB não só ataca os pulmões, mas também outros órgãos do corpo como o rim, a coluna vertebral e o cérebro. Quando afecta os pulmões, chama-se tuberculose pulmonar (Smith, 2003), mas quando ultrapassa os pulmões, chama-se tuberculose extrapulmonar (Qian, Nguyen, Lyu, Albers, Bi, & Graviss, 2018). Nem todas as pessoas afectadas pela bactéria MTB ficam doentes. Como resultado, existem duas condições relacionadas com a TB: a infecção por TB latente (LTBI) e a doença da TB (Khabibullina, Kutuzova, Burmistrova, & Lyadova, 2022). Se não for tratada adequadamente, a doença de TB pode ser fatal, razão pela qual é considerada como uma pandemia global. Segundo a Organização Mundial de Saúde (OMS), um total de 1,5 milhões de pessoas morreram de TB em 2020, incluindo 214.000 pessoas com o vírus da imunodeficiência humana (HIV) (OMS, 2021). A nível mundial, a TB é a 13th principal causa de morte e o segundo maior assassino infeccioso após a pandemia de coronavírus (COVID-19) (Migiliori, et al., 2022). A Organização Mundial de Saúde (OMS) estima que um quarto da população mundial tem uma infecção por TB que está apenas à espera de uma oportunidade para se manifestar quando os sistemas imunitários dos indivíduos afectados ficam comprometidos (OMS, 2022). O vírus da imunodeficiência humana (HIV) e a síndrome da imunodeficiência adquirida (SIDA) causada pelo vírus proporcionam um ambiente perfeito no corpo humano para a manifestação do PTB. Isto porque comprometem o sistema imunitário do corpo e permitem ataques de agentes patogénicos oportunistas como o M.PTB.

1.2 Infecção por HIV e PTB

A infecção pelo VIH aumenta consideravelmente a susceptibilidade à tuberculose, e isto levou a um tremendo aumento nas áreas de PTB onde ambas as infecções são predominantes. O VIH não só aumenta o risco de reactivar a infecção por MTB latente, como também aumenta o risco de progressão rápida do PTB logo após a infecção ou reinfecção com MTB (Cobert, Watt, & Walker, 2003). Estimava-se em 2018 que mais de um milhão de pessoas viviam globalmente com TB e VIH/SIDA, e entre elas 80% estavam nos países subsaarianos (Tesfaye, Alebel, Gabriel, Zegeye, Tesema, & Kassie, 2018). A tendência predominante de aumento da prevalência global da infecção pelo VIH tem um impacto significativo na crescente incidência global de PTB (Cobert, Watt, & Walker, 2003). Mais de 60% dos 15 milhões de casos de infecções duplas por VIH/TB foram associados à África subsaariana (Adeiza, Abba, & Okpapi, 2014). Os especialistas associaram o aumento observado nas infecções gémeas por VIH e PTB na África subsaariana a factores tais como sobrepopulação, subnutrição, pobreza, deslocação e fome, entre outros, que, juntamente com o declínio económico, levaram em muitos casos a um colapso das infra-estruturas de saúde (Malburg, et al., 2022).

1.3 Infecção por VIH e tuberculose em crianças

O PTB é uma causa subestimada de morte em crianças devido à natureza desafiadora do diagnóstico preciso (Dodd, Yuem, Sismanidis, Seddon, & Jenkins, 2017). Uma miríade de doenças infantis comuns apresenta geralmente sinais e sintomas semelhantes de PTB, o que torna problemática a diferenciação entre a exposição a PTB e outras infecções infantis comuns. A natureza paucibacilar do PTB infantil tende geralmente a complicar a confirmação bacteriana e torna difícil a recolha de espécimes. Isto faz com que a PTB seja apenas diagnosticada com precisão e notificada em menos de 50% das crianças com a doença (Roya-Pabon & Perez-Velez, 2016). Embora seja responsável pela subdetecção de PTB em crianças, a OMS estimou que em 2017, um total de 1,12 milhões de casos de TB desenvolveram-se em crianças com menos de 14 anos de idade, e que 205.000 mortes em crianças foram associadas à PTB, incluindo 32.000 crianças infectadas pelo HIV (OMS, 2018). As mortes representaram 13% do total de mortes relacionadas com o PTB em pessoas infectadas com o VIH, mas apenas 5% das pessoas infectadas com o VIH eram crianças. A OMS estima que globalmente 230.000 crianças com menos de 15 anos morreram de

PTB em 2020 (OMS, 2020). Estas estimativas indicam que há muito mais crianças a morrer devido à doença PTB do que adultos, e que as crianças infectadas com o VIH correm um risco mais elevado de morrer se contraírem PTB. Tem sido argumentado que as crianças com VIH podem correr um risco acrescido de tuberculose porque recebem terapia anti-retroviral (ART) a taxas mais baixas do que os adultos (Mandalakas, et al., 2020). Dado que a detecção de PTB em crianças é um desafio, e cerca de 96% das mortes relacionadas com a TB em crianças são devidas às crianças afectadas que não recebem tratamento (Dodd, et al., 2017), há necessidade de estabelecer os determinantes da infecção por TB tanto nas crianças que vivem com VIH/SIDA como naquelas sem VIH/SIDA, de modo a fomentar a concepção de intervenções de saúde pública que possam ajudar a prevenir a infecção por TB nas crianças.

1.4 Declaração de problemas

Enquanto que o PTB é curável e prevenível, cerca de dois milhões de pessoas morrem todos os anos da doença (Smith, 2003). A doença tem muitas manifestações, que afectam o osso, o sistema nervoso central, e muitos outros sistemas de órgãos, mas é principalmente uma doença pulmonar que é iniciada no corpo humano pela deposição de M.PTB contida em gotículas de aerossol nas superfícies alveolares dos pulmões. Em crianças, o diagnóstico da doença é um desafio porque a doença é geralmente paucibacilar, a expectoração é raramente produzida, as amostras são difíceis de obter, e os instrumentos de diagnóstico têm uma sensibilidade limitada.Apesar do número de pessoas, incluindo um número desproporcionado de crianças que o PTB matou em todo o mundo, a atenção inadequada para a combater. Isto tem sido atribuído à insuficiência de recursos atribuídos à luta contra a doença, bem como à total negligência ocasionada pelo estigma ligado à doença (O'Hara et al.., Enquanto a tuberculose é curável e prevenível, a cura da doença é desafiada com diagnósticos e tratamentos inadequados, incluindo a administração de terapia anti-retroviral (TARV) a adultos e crianças com infecções gémeas PTB/HIV, os esforços para montar intervenções de prevenção robustas têm sido dificultados devido à falta de provas que sustentem a concepção das intervenções.Através de uma Estratégia global revigorada de combate à tuberculose que procura aumentar os esforços na expansão da terapia preventiva da tuberculose (TPT) como uma intervenção central para os programas VIH, num esforço para contribuir para uma redução de 90% na incidência da tuberculose e de 95% na mortalidade até 2035 (Fernandez, et al, 2020) desencadeou esforços de investigação no sentido de estratégias informadas de prevenção da TB a nível mundial, a África subsaariana tem sido lenta nesta matéria devido à falta de investigação sobre estratégias eficazes de prevenção da TBT que se alinhem com os contextos únicos da região. No Quénia, foram realizados vários estudos de prevenção de PTB, mas a maioria dos estudos centrou-se no desenvolvimento de capacidades para os cuidados e prevenção de PTB (Angala, et al., 2022), comparação das actividades de prevenção de PTB em instalações médicas públicas e privadas (Mailu, et al., 2019), e os resultados das iniciativas de prevenção de PTB existentes (Amisi, Carter, Masini, & Szkwarko, 2021), entre algumas outras sem dados primários substanciais para fornecer provas para a concepção de intervenções de prevenção de PTB informadas no país. Além disso, apesar do condado de Mombaça no Quénia ter sido considerado o segundo maior condado em termos de prevalência da TB no Quénia (Makori, Gichana, Oyugi, Nyale, & Ransom, 2021), há escassez de literatura sobre estudos que procuram oferecer orientação sobre possíveis soluções para lidar com factores que determinam a elevada prevalência da TB no condado de Mombaça.

1.5 Finalidade do Estudo

Este estudo procurou fornecer dados para ajudar em intervenções baseadas em evidências destinadas a prevenir a propagação de PTB, especialmente entre crianças com idades compreendidas entre os 5 e os 15 anos e que vivem com VIH/SIDA no condado de Mombaça.

1.6 Âmbito do estudo

Este estudo centrou-se no condado de Mombaça, situado na parte sudeste da antiga província costeira, e faz fronteira com o condado de Kilifi a norte, com o condado de Kwale a sudoeste, e com o Oceano Índico a leste. O condado está dividido em seis sub-condados, dezoito locais, e trinta sub-localizações. Devido a considerações de tempo e recursos, apenas uma amostra justa de inquiridos do condado esteve envolvida no estudo. Foram feitos esforços adequados para assegurar uma representação justa dos inquiridos com base na idade e género. Além disso, sendo um estudo que se centrou no PTB relacionado com o VIH, que é um domínio caracterizado por altos níveis de estigma no Quénia, o pragmatismo orientou o enquadramento das perguntas de entrevista aos inquiridos de diferentes origens contextuais no condado. Consequentemente, enquanto a equipa de recolha de dados captou alguns sentimentos emergentes dos inquiridos, o que foi utilizado na análise foi apenas o que foi considerado relevante para os objectivos do estudo.

1.7 Objectivos de Investigação

1.7.1 Objectivo global

Este estudo procurou investigar os determinantes socioeconómicos da tuberculose pulmonar em crianças dos 5 aos 15 anos de idade e que viviam com VIH/SIDA no condado de Mombaça.

1.7.2 Objectivos específicos

Os objectivos específicos do estudo são os seguintes:

(a) Estabelecer os factores sociais que contribuem para a elevada prevalência de PTB, especialmente entre as crianças dos 5-15 anos de idade que vivem com VIH/SIDA no condado de Mombaça, no Quénia.

(b) Estabelecer os factores económicos que contribuem para a elevada prevalência de PTB, especialmente entre as crianças dos 5-15 anos de idade que vivem com VIH/SIDA no condado de Mombaça, no Quénia.

(c) Recomendar intervenções políticas e programáticas para uma prevenção PTB eficaz, especialmente entre as crianças dos 5-15 anos que vivem com VIH/SIDA, no condado de Mombaça, no Quénia, bem como em contextos semelhantes aos do condado de Mombaça.

1.8 Questões de Investigação

As seguintes questões de investigação orientaram o estudo:

1.8.1 Que factores sociais contribuem para a elevada prevalência de PTB, especialmente entre as crianças dos 5-15 anos de idade que vivem com VIH/SIDA no condado de Mombaça, no Quénia?

1.8.2 Que factores económicos contribuem para a elevada prevalência de PTB, especialmente entre as crianças entre os 5-15 anos de idade que vivem com VIH/SIDA no condado de Mombaça, no Quénia/

1.8.3 Que intervenções políticas e programáticas são apropriadas para uma prevenção PTB eficaz, especialmente entre as crianças dos 5-15 anos de idade que vivem com VIH/SIDA no condado de Mombaça, no Quénia?

1.9 Justificação e significado do estudo

Este estudo ajudou a estabelecer os factores socioeconómicos que contribuem para a elevada prevalência da TB no condado de Mombaça no Quénia, especialmente entre as crianças entre os 5-15 anos de idade que vivem com o VIH/SIDA. Enquanto o PTB é curável e prevenível, muitas pessoas estão a morrer devido à doença. O número de mortes entre pessoas que lutam com a pandemia gémea de PTB/HIV é desproporcionadamente elevado, especialmente entre as crianças. Embora a componente curativa da gestão do PTB possa ser confrontada com restrições de recursos, o aspecto preventivo poderia ser reforçado de modo a reduzir a taxa de infecção. Infelizmente, as áreas onde a prevalência de PTB é elevada sofrem de falta de literatura para fornecer provas que sustentem a concepção de intervenções de prevenção. Para contribuir para os esforços de concepção de intervenções de prevenção da tuberculose em áreas do Quénia com elevada prevalência de PTB, este estudo foi útil. Fornece os factores sócio-económicos subjacentes à infecção por TB no concelho, o que ajuda na concepção de intervenções de prevenção orientadas. O estudo também foi significativo porque procurou preencher a lacuna de conhecimento existente na área dos determinantes socioeconómicos da infecção por TBT, especialmente entre crianças com idades entre os 5-15 anos no condado de Mombaça, bem como em áreas com contextos semelhantes aos do condado. Assim, não só aumentará o âmbito do conhecimento na área através da literatura disponível, mas também abrirá o domínio da prevenção da tuberculose ao aumento da investigação com o objectivo de fornecer dados e outras formas de evidência para ajudar na concepção de intervenções de prevenção de PTB informadas. A realização do estudo no condado de Mombaça justifica-se pelo facto de Makori et al (2021) terem estabelecido o condado como sendo o segundo entre os 47 condados do Quénia em termos de prevalência de PTB. O condado de Mombaça é também um destino turístico chave para o Quénia, e fazer esforços para combater as suas infecções PTB é bom para as fortunas turísticas e para o desenvolvimento económico do país.

1.10 Limitações do Estudo

Este estudo foi de natureza essencialmente qualitativa. À semelhança de outros estudos qualitativos, o estudo tinha limitações relacionadas com a validade e fiabilidade. Isto porque a investigação qualitativa ocorre em cenários naturais que tornam extremamente difícil a sua replicação (Wiersma, 2000). O estudo também se concentrou no condado de Mombaça. Como estudo de caso, portanto, não se pode fazer inferências causais a partir dele, porque não se podem excluir explicações alternativas. A generalidade das conclusões pode também não ser clara, que são as outras limitações do estudo.

1.11 Delimitações do Estudo

A primeira delimitação deste estudo relacionava-se com o problema do estudo. Havia outros problemas relacionados que poderiam ter sido escolhidos, mas que foram rastreados com base na apreciação geral do investigador sobre as peculiaridades das infecções PTB, especialmente entre as crianças dos 5-15 anos de idade que vivem com VIH/SIDA no condado de Mombaça.

1.12 Pressupostos do Estudo

O estudo partiu da premissa de que existem factores socioeconómicos no condado de Mombaça, que encorajam o aumento da propagação da doença PTB no condado. Além disso, presumiu-se que se os factores socioeconómicos que contribuem para o aumento da prevalência do PTB em Mombaça, especialmente entre as crianças com idades compreendidas entre os 5 e os 15 anos, forem conhecidos, isso ajudará os projectistas de intervenções de prevenção do PTB a orientarem as suas políticas e programas para abordar esses factores. Isto acabará por ajudar a travar a propagação da doença, mesmo quando os esforços para lidar com os desafios em torno da terapia e tratamento do PTB forem reforçados.

1.13 Estrutura do Relatório do Estudo

Este relatório está estruturado em cinco capítulos.
O Capítulo 1 sobre Introdução apresenta a motivação geral para a escolha do tema do estudo. Apresenta a declaração do problema, o objectivo do estudo, os pressupostos do estudo, as questões e objectivos da investigação, a justificação do estudo, o âmbito e a organização do estudo, bem como a definição de termos, variáveis e conceitos-chave.
O Capítulo 2 é sobre a Revisão da Literatura. Fornece uma revisão de teorias e conceitos em torno do tema de estudo, incluindo o que outros investigadores encontraram relacionados com interesses de investigação semelhantes. O capítulo destaca também alguns fundamentos políticos, institucionais e jurídicos relevantes para o estudo.
O Capítulo 3 apresenta a metodologia e o desenho da investigação que foram defendidos na realização do estudo, enquanto o Capítulo 4 apresenta as conclusões do estudo, que são organizadas de acordo com os objectivos do estudo. O Capítulo 5 apresenta a Discussão dos Resultados, enquanto que o Capítulo 6 apresenta as Conclusões e Recomendações.

1.14 Definição de Termos e Variáveis

Alguns termos e variáveis são utilizados nesta tese, tal como definido abaixo.

- **TB pulmonar** - Esta é uma infecção grave causada pela bactéria Mycobacterium tuberculosis (MTB) que envolve os pulmões mas pode alastrar a outros órgãos.
- **Paucibacillary** - Refere-se a doentes que são esfregaços cutâneos negativos e não mostram provas de doença mais avançada na biopsia.

CAPÍTULO DOIS REVISÃO DE LITERATURA

2.1 Introdução

Este capítulo apresenta uma revisão da literatura com enfoque na epidemiologia da infecção dupla pelo PTB-HIV, especialmente crianças; os factores socioculturais associados ao PTB; os factores económicos subjacentes às infecções pelo PTB; os contextos geográficos em torno das infecções pelo PTB; a gestão das co-infecções por tuberculose e VIH/SIDA; e a transmissão, prevenção e controlo do PTB.

2.2 A epidemiologia da Dupla Infecção por TB-HIV

Estima-se que mais de 14 milhões de pessoas em todo o mundo estão duplamente infectadas com VIH e MTB (Getahum, Gunneberg, Granich, & Nunn, 2010), e PTB continua a ser a principal causa de morte entre as pessoas que vivem com VIH/SIDA. As infecções por VIH aumentam o risco de TPB 20 vezes em comparação com indivíduos seronegativos em áreas de elevada prevalência de VIH (OMS, 2013). Das mais de 8 milhões de pessoas que desenvolveram PTB a nível mundial em 2012, estima-se que 13% foram infectadas pelo VIH, e das cerca de 3 milhões de pessoas com PTB que foram efectivamente rastreadas para o VIH em 2012, 20% apresentaram resultados positivos, incluindo 42% das pessoas com PTB na África subsaariana. Além disso, mais de 75% dos casos estimados de PTB seropositivos vivem em apenas 10 países, nomeadamente, Quénia, Etiópia, Índia, Moçambique, Nigéria, África do Sul, Tanzânia, Uganda, Zâmbia, e Zimbabué (OMS, 2013). Na África Subsaariana, a distribuição etária da população é fortemente enviesada para as crianças, estimando-se que mais de metade das pessoas infectadas com MTB desenvolvam tuberculose activa (Styblo, 1989). As crianças e os jovens adultos são também os que correm maior risco de infecção pelo VIH, resultando assim na sobreposição de epidemias nestas faixas etárias. Estudos realizados em ambientes urbanos indicam que quase dois terços dos isolados de MTB de doentes infectados com o VIH apareceram em grupos, o que sugere um aumento das infecções recentes em áreas urbanas (Small, et al., 1994). As crianças infectadas pelo VIH, especialmente aquelas com baixa contagem de células CD4+, demonstram maior morbilidade do PTB do que as crianças não infectadas pelo VIH, devido a manifestações atípicas, tendência crescente para o PTB e tuberculose disseminada, progressão rápida da doença, e respostas subótimas ao tratamento (Tavitiya, Alan, D., Siew, & Ngoc, 2013). A mortalidade entre crianças infectadas pelo HIV co-infectadas com PTB varia de 20% a 35%, o que, quando comparado com crianças não infectadas pelo HIV, as crianças infectadas pelo HIV têm um risco seis vezes maior de mortes relacionadas com PTB (Mukuku, Mutombo, Kakisingi, Mbaz, Wembonyama, & Luboya, 2019). A activação de células mononucleares em doentes com PTB resulta numa replicação mais rápida do VIH e aumenta a sua carga em locais infectados com PTB (Mukuku, et al., 2019). Por outro lado, a infecção pelo VIH é o principal factor de risco para a propagação do PTB, e o imunossupressor induzido pelo VIH é o factor mais significativo envolvido na reactivação do PTB e na progressão da infecção latente para a tuberculose pulmonar activa (Tavitiya, et al., 2013). O risco de desenvolvimento de PTB em pessoas seropositivas é 26 a 31 vezes maior do que em pessoas sem VIH. As pessoas que vivem com infecção pelo VIH estão também expostas a ameaças emergentes de tuberculose multi-droga e extensivamente resistente aos medicamentos. As probabilidades de reacções adversas aos medicamentos e de toxicidade medicamentosa são mais elevadas nestes doentes (Sharma & Mohan, 2004).

2.3 Os factores socioculturais associados ao PTB

As estruturas sociais contribuem para que a maioria das mulheres não goze do mesmo direito à saúde e direitos relacionados com a saúde que os homens, colocando-as em maior risco e desvantagem no que diz respeito ao tratamento e cuidados. O seu acesso à informação e às finanças em muitos contextos é determinado ou controlado pelos homens como chefes de família que muitas vezes têm maior poder económico. Estas diferenças devem ser tidas em conta no desenvolvimento de estratégias para intervenções nos programas de HIV, tuberculose, doenças pulmonares e lepra, (Gunja, 2009). Apesar dos vários diplomas legislativos progressistas promulgados no passado recente, a sociedade queniana é ainda predominantemente patriarcal, e as mulheres e raparigas que são as principais guardiãs das crianças são constantemente marginalizadas e discriminadas a nível familiar, comunitário e social, (Houghton, 2002). Embora a Constituição do Quénia Capítulo Quatro sobre A Carta dos Direitos garanta a cada pessoa o direito e a liberdade fundamental que deve salvaguardar os direitos das mulheres (C.O.K. 2010), na prática, as normas sócio-culturais, as leis fracas e a não aplicação destas leis continuam a afectar negativamente as mulheres e as raparigas e a contribuir para a sua vulnerabilidade e fracos resultados em termos de saúde. As mulheres sofreram violações dos direitos humanos devido a este quadro legal fraco que não aborda adequadamente as desigualdades e discriminações sofridas numa sociedade dominada pelos homens, (Mwinga, 2005).Os principais determinantes estruturais da epidemiologia PTB incluem desigualdades socioeconómicas globais, elevados níveis de mobilidade populacional, e rápida urbanização e crescimento populacional, (Hausler, 2000). Estas condições dão origem a distribuições desiguais dos principais determinantes sociais de PTB, incluindo insegurança alimentar e subnutrição, más condições habitacionais e ambientais, e barreiras financeiras, geográficas e culturais ao acesso aos cuidados de saúde. Por sua vez, a distribuição populacional de PTB reflecte a distribuição destes determinantes sociais, que influenciam as 4 fases da patogénese PTB: exposição à infecção, progressão à doença, diagnóstico e tratamento tardio ou inadequado, e adesão ao tratamento e sucesso do tratamento, (Franchi & Centeno, 2001). A desnutrição tem impacto na imunidade mediada pelas células, que é a principal defesa do hospedeiro contra a tuberculose. Assim, é um importante factor de risco para a infecção e desenvolvimento da tuberculose. Além disso, algumas observações sobre factores de risco de infecção por tuberculose mostram que não há diferença significativa na prevalência de teste cutâneo positivo de tuberculina entre crianças malnutridas em comparação com crianças normais. Contudo, estes resultados devem ser reconsiderados em termos do efeito depressivo da desnutrição grave sobre a resposta de hipersensibilidade à tuberculose.Estudos indicam que, nas crianças infectadas pelo VIH, a tuberculose resulta mais frequentemente da reactivação da infecção PTB latente, mas não há fortes evidências de que as crianças seropositivas ao VIH sejam mais susceptíveis de adquirir a infecção pela tuberculose do que os indivíduos seronegativos ao VIH, dado o mesmo grau de exposição. Contudo, uma vez que a infecção ocorre, o risco de desenvolvimento da doença é muito maior entre as pessoas com infecção pelo VIH, porque o VIH prejudica a capacidade do hospedeiro de conter a nova infecção por tuberculose. Assim, a imunodeficiência não é apenas um risco directo de infecção por PTB, mas também um factor de risco de progressão para a tuberculose activa. Nos países em desenvolvimento, a percentagem de utilização de combustíveis sólidos para cozinhar é superior a 80%. O fumo de lenha ou biomassa foi anteriormente reconhecido como um factor de risco independente para a doença PTB em estudos de controlo de casos realizados na Índia e no Brasil, (Gie & Cotton,

1998). Dados limitados sobre o mecanismo pelo qual o fumo de biomassa causa doenças pulmonares crónicas; estudos com animais mostraram que o fumo agudo da madeira prejudica a função fagocitária dos macrófagos, a aderência superficial, e a depuração bacteriana, (Shafer, Kim, Weiss, & Quale, 1991). Também se demonstrou que a combustão da biomassa liberta grandes partículas (PM) tais como monóxido de carbono (CO), óxido de azoto, formaldeído, e hidrocarbonetos poliaromáticos, que podem depositar-se profundamente nos alvéolos e causar danos consideráveis, (Malik & Afzal, 2004).

2.4 Os factores económicos associados ao PTB

O papel dos factores socioeconómicos para o risco de desenvolvimento de PTB não é claro. Foram determinadas diferenças e semelhanças entre casos e controlos sobre vários factores socioeconómicos (Ortega2002). Foram estudados cerca de 84 doentes de PTB negros em tratamento ambulatório e 84 controlos sem doenças que vivem na mesma área urbana (África do Sul) e que correspondem à idade e sexo. Entre as variáveis medidas estavam: detalhes demográficos, condições gerais de vida, propriedade doméstica de artigos de luxo, e consumo semanal de quatro proteínas (carne, peixe, frango e queijo). Foram construídos três índices socioeconómicos a partir das variáveis acima referidas. Não foram encontradas diferenças significativas entre casos e controlos na maioria das variáveis, (Ortega, 2002) Embora seja provável que os factores socioeconómicos continuem a ser componentes-chave importantes na epidemiologia do PTB nos países em desenvolvimento, é mais difícil compreender como condições de vida inadequadas afectam o risco de PTB num determinado contexto, como o efeito socioeconómico pode ser mediado por factores de risco (especialmente a infecção pelo HIV) que estão na via causal, e como as provas podem informar intervenções concretas para reforçar a resposta global ao PTB, (Bates & Stead 1993). Por outras palavras, a questão já não é se a pobreza está associada ao PTB, mas porquê, se a epidemia do HIV pode ter introduzido alguma descontinuidade na nossa compreensão da epidemiologia do PTB e como isto deve informar as políticas de controlo PTB, (Pape & Johnson, 2000).As condições habitacionais são utilizadas como indicadores socioeconómicos de saúde e bem-estar. A má qualidade da habitação e a sobrelotação estão associadas à pobreza, a grupos étnicos específicos e ao aumento da susceptibilidade à doença, (Duke, Curtis & Fuller, 2003). A aglomeração, a má qualidade do ar dentro das casas como resultado de ventilação inadequada, e a presença de bolor e fumo contribuem para a má saúde respiratória em geral e têm sido implicados na propagação e/ou resultado do PTB, (Foshee, 2004). A rápida urbanização testemunhada nos países em desenvolvimento e o estatuto socioeconómico (SES) dos indivíduos também demonstraram ter influência na susceptibilidade de uma criança a infecções. A carga de PTB segue um forte gradiente socioeconómico entre e dentro dos países com os mais pobres com o maior risco. As pessoas com baixo ESE estão expostas a vários factores de risco discutidos acima (incluindo desnutrição, poluição do ar interior, álcool, etc.), o que aumenta o seu risco de PTB. As pessoas com baixos níveis de SES têm uma maior probabilidade de serem expostas a lugares com muita gente, menos ventilados e têm instalações limitadas para a prática da cozinha segura, (Gunja, 2009), (Kazembe & Broadhead, 2002).

2.5 Os factores geográficos associados ao PTB

Como as gotículas respiratórias espalham a tuberculose, a concentração de bacilos transportados pelo ar e a duração da exposição a casos activos de PTB são considerados como dois factores-chave na transmissão da infecção por tuberculose. Muitos estudos estabeleceram que a infecção por PTB é mais elevada nos contactos domésticos em comparação com a população em geral. A prevalência é mais elevada para aqueles que partilham actividades e ar ambiente com casos positivos de difamação da saliva. Portanto, a proximidade e persistência de contactos são os principais factores determinantes do risco de transmissão de Mycobacterium tuberculosis. Além disso, a investigação sobre a prevalência de PTB entre os contactos domésticos também indicou que as crianças, especialmente os bebés, estão em risco acrescido de infecção latente e de tuberculose activa.

2.6 Gestão de PTB com Co-Infecção VIH/SIDA

Os doentes infectados com HIV co infectados com PTB têm um maior risco de desenvolver PTB activo; por conseguinte, o tratamento preventivo da tuberculose (TPT) deve ser iniciado com isoniazida 5 mg/kg (300 mg máximo) uma vez por dia (DO) durante seis meses, (Curtis & Fuller, 2003). Foram sugeridos horários alternativos para melhorar a aderência, mas é necessária mais investigação para provar a sua eficácia. É também necessária mais investigação para desenvolver TPT alternativos em áreas com elevada prevalência de resistência ionizada, (Foshee, 2004). A adição de 6 mg de piridoxina diariamente pode prevenir a neuropatia periférica, especialmente em mulheres grávidas, alcoólicos e desnutridos. A decisão de quando iniciar o ART baseia-se numa série de indicadores, dos quais os mais importantes são a fase clínica do VIH/SIDA e critérios imunológicos, (Daniel, 2000). O tratamento imediato do PTB irá reduzir a mortalidade relacionada com o PTB e o risco de transmissão. O tratamento do PTB, independentemente da sua concomitância com o ART, deve basear-se em medicamentos de Biodisponibilidade conhecida. Os regimes de tratamento de PTB consistem em duas fases: uma fase inicial intensiva e uma fase de continuação, (Basileia, 1998). Cada droga PTB tem uma abreviatura (ethambutol:E isoniazid: H, pyrazinamide: Z, rifampicina: R,);. A duração da fase inicial intensiva é de 2 meses, a fase de continuação, 4 meses. As provas actuais mostram claramente que a recidiva da TB em doentes infectados com VIH é minimizada por um regime contendo rifampicina durante todo o curso do tratamento, (Bates & Stead 1993); para a maioria dos doentes, a menos que haja resistência aos medicamentos, o tratamento PTB é eficaz, e o seu estado clínico melhora a partir da segunda ou terceira semana. Em doentes com PTB com infecção avançada por VIH ou com diagnóstico tardio de ambas as doenças, pode observar-se um agravamento clínico ou radiológico, (Basileia, 1998). Além disso, o tratamento com medicamentos PTB normalmente eficazes pode ser incapaz de inverter o curso clínico nas fases tardias da infecção pelo VIH. Durante as 2-4 semanas iniciais de tratamento de PTB, durante as quais os pacientes são preferencialmente hospitalizados, deve ser feita uma avaliação clínica completa pelo menos semanalmente, (Basileia, 1998). A ALT (Alanine aminotransferase) deve ser avaliada pelo menos uma vez no final do primeiro mês. A Hepatotoxicidade pode ser observada em até 5- 10% dos pacientes co-infectados. A capacidade de um doente engolir comprimidos deve ser verificada, e a aderência deve ser verificada regularmente (Duke, Curtis & Fuller, 2003). Excepcionalmente, a diarreia crónica grave pode ser responsável pela absorção de drogas e falha no tratamento; tal condição requer o uso de drogas PTB capazes de injecção. Mesmo sem diarreia, os doentes infectados com VIH podem não absorver adequadamente a rifampicina. Em caso de grave intolerância gastrointestinal, que ocorre em até 10% dos doentes com VIH, deve ser dada prioridade ao tratamento com PTB e a ART deve ser interrompida até à recuperação dos sintomas gastrointestinais, (Foshee, 2004).

2.7 Transmissão PTB

A infecção por tuberculose espalha-se quando um indivíduo com tosse respiratória activa de tuberculose ou espirros M. tuberculosis bacilos que se tornam gotículas aerossolizadas com menos de 5 μm de diâmetro. Um aumento da densidade dos núcleos de gotículas no ar leva a um aumento do risco de infecção. À medida que o número de bacilos inalados aumenta, aumenta também o risco de que a doença se desenvolva nos indivíduos após terem sido infectados. Um indivíduo com tuberculose pulmonar activa (esfregaço positivo) que espirra ou tosse vigorosamente e frequentemente expira 10 gotículas contaminadas, (Mwinga, 2005). Algumas, mas não todas, das gotículas conterão os bacilos de M. tuberculosis. As gotículas aerossolizadas assentam muito lentamente e podem permanecer suspensas no ar durante muitas horas. Portanto, a transmissão de PTB ocorre com maior prevalência em espaços mal ventilados e apinhados, (Crandall, & Holmes, 2004). Um indivíduo com tuberculose pulmonar com escarro positivo é quatro a seis vezes mais contagioso do que um caso de escarro negativo. No entanto, os doentes com tuberculose pulmonar são também infecciosos para outros.

2.8 Prevenção e controlo de PTB

Actualmente, a vacinação BCG é recomendada para três grupos principais de pessoas. Um deles são bebés nascidos em áreas onde as taxas de tuberculose são elevadas e os bebés com um ou mais pais ou avós nascidos em países com uma elevada taxa de tuberculose. O teste cutâneo Mantoux não será necessário antes da administração da vacina BCG a um bebé, (Franchi, & Centeno, 2001). Outro grupo que necessita da vacina BCG inclui crianças menores de 16 anos que têm um ou mais pais ou avós nascidos em países com uma elevada taxa de tuberculose e que não foram vacinados em bebés, (Shafer, Kim, Weiss, & Quale 1991). As crianças menores de 16 anos que tenham estado em contacto com alguém com tuberculose ou que tenham vivido pelo menos três meses num país com uma elevada taxa de tuberculose são também vacinadas com BCG após terem sido submetidas a um teste de Mantoux.

2.9 Quadro Conceptual

A Figura 2.1 apresenta o quadro conceptual que ilustra as variáveis dependentes e independentes. A variável dependente foi as infecções PTB em crianças que vivem com VIH/SIDA.

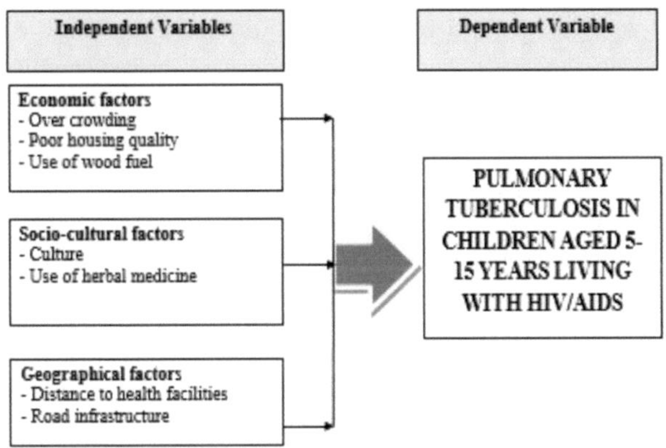

Figura 2.1: O quadro conceptual.

CAPÍTULO TRÊS METODOLOGIA

3.1 Introdução

Este capítulo apresenta a metodologia de investigação que foi utilizada neste estudo e fornece um quadro geral para a investigação. O capítulo apresenta detalhes da concepção da investigação, população alvo, procedimentos de amostragem e amostragem, descrição dos instrumentos de investigação, validade e fiabilidade dos instrumentos, procedimentos de recolha de dados, técnicas de análise de dados e considerações éticas que foram seguidas durante a realização do estudo.

3.2 Desenho de investigação

Este estudo adoptou um desenho de inquérito descritivo envolvendo tanto amostragem estratificada como aleatória que foi feita utilizando questionários domésticos. A Figura 3.1 resume o quadro de concepção da investigação.

3.3 Variáveis de Investigação

As variáveis para este estudo foram classificadas como variáveis independentes e dependentes. As variáveis independentes foram os determinantes da tuberculose pulmonar, enquanto que as variáveis dependentes são a infecção por PTB em crianças com idades compreendidas entre os 5 e os 15 anos que vivem com VIH/SIDA.

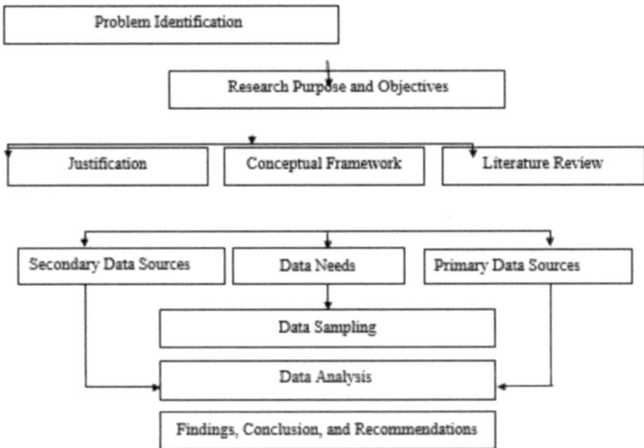

Figura 3.1: O desenho da investigação.

3.4 Área de estudo

A área de estudo foi o Condado de Mombaça, que é um dos condados da região costeira maior e faz fronteira com o Condado de Taita-Taveta a oeste, Condado de Kilifi a norte, Condado de Kwale a sul, com o Oceano Índico a norte e a sul. O condado é o condado mais pequeno da região costeira, com uma população de 1.208.333 habitantes (relatório do censo de 2019 KNBS), dos quais 57,9% vivem abaixo da linha de pobreza. Cobre uma área de 229,7km^2 excluindo 65m^2 de água do mar. A região depende em grande parte do turismo e da pesca, com as pessoas envolvidas principalmente em trabalhos e comércio ocasionais. Uma rede rodoviária pobre, problemas de habitação, e pontos de prestação de cuidados de saúde inadequados são alguns dos desafios nesta área. (Relatório do condado de Mombaça de Março de 2014). Havia poucas instalações que prestassem cuidados de HIV/TB a que nem todos os doentes pudessem ter acesso.

3.3 População alvo

A população do estudo era composta por crianças vivendo com VIH e SIDA no condado de Mombaça. Foi solicitado o consentimento dos pais ou tutores antes de entrevistar crianças mais velhas, enquanto que as que não puderam ser entrevistadas devido a considerações de idade tiveram os seus pais a fazer as entrevistas em seu nome.

3.3.1 Determinação do tamanho da amostra

A população alvo durante o período de recolha de dados de um mês foi de 4300(MOH, relatório do condado de Mombaça de 2017). A fórmula Yamane foi utilizada para determinar o tamanho da amostra:

$$n = \frac{N}{1+N*(e)2} \qquad [1]$$

Onde:
n representa o tamanho de amostra desejado;
N representa o tamanho da população alvo; e E representa o nível de precisão (0,05).

Por conseguinte, em substituição, obtemos:

$$n = \frac{4300}{1+4300*(0.05)2} \qquad [2]$$

$$= 366$$

3.3.2 Estratégia de Amostragem

A área em estudo é o condado de Mombaça, com 4300 habitantes de crianças infectadas com VIH e SIDA. Esta população foi reduzida a uma amostra controlável de 366 indivíduos, utilizando uma fórmula padronizada de Yamane. Foi utilizado um procedimento de amostragem aleatória simples para seleccionar os indivíduos que participaram no estudo. O procedimento de amostragem propositada foi utilizado para seleccionar os seis hospitais do condado de Mombaça.

Tabela 3.1: Tamanho da amostra.

Respondentes-alvo (sub-condado)	População alvo de Crianças infectadas pelo VIH 5-15 anos	Tamanho da amostra
Changamwe	890	51
Jomvu	786	63
Nyali	434	66
Likoni	724	64
Mvita	866	59
Kisauni	600	63
Tamanho da amostra	4300	366

Fonte: Investigador 2017

3.4 Critérios de Inclusão e Exclusão

3.4.1 Critérios de inclusão

Os critérios de inclusão centraram-se nas questões associadas às crianças que vivem com VIH/SIDA.

3.4.2 Critérios de Exclusão

Os critérios de exclusão implicavam crianças com deficiências para as quais não se podia obter o consentimento dos pais ou tutores para lhes permitir participar no estudo.

3.5 Instrumentos de recolha de dados

Foram utilizadas entrevistas pessoais estruturadas para recolher dados quantitativos sobre características socioeconómicas e demográficas, incluindo a idade, sexo, nível de educação, e estado civil dos inquiridos com os pais. Os dados clínicos foram obtidos no gabinete de registos dos hospitais a que as crianças visadas se dirigem para tratamento médico ou check-ups.

3.6 Validação do Instrumento de Recolha de Dados

Os questionários foram pré-testados para assegurar a validade dos instrumentos, bem como para melhorar o conteúdo, formato, sequência e escalas de medição (Creswell, 2003). Os assistentes de investigação foram formados de modo a terem uma forma padronizada de administrar os instrumentos, incluindo técnicas de construção de rapport e estratégias essenciais para a obtenção de dados precisos e completos. Foi realizado um estudo piloto do questionário para assegurar que os assistentes de investigação se sentem confortáveis com as ferramentas (questionário) e podem gerar a informação esperada necessária a partir delas.

3.7 Fiabilidade do Instrumento de Recolha de Dados

A fiabilidade diz respeito à consistência, fiabilidade ou estabilidade de um teste, (Nachmias, 1996). O investigador mediu a fiabilidade do questionário para determinar a sua consistência no teste do que devia ser medido. A técnica de re-teste do teste foi utilizada para estimar a fiabilidade dos instrumentos. Isto implicava administrar o mesmo teste duas vezes ao mesmo grupo de inquiridos que tinha sido identificado para este fim.

3.8 Processo de recolha de dados

Antes do início da recolha de dados, o investigador obteve todos os documentos necessários, incluindo uma carta de apresentação da Universidade. Foram contactadas audiências com as amostras de estruturas de apoio para as crianças que vivem com VIH/SIDA no condado de Mombaça e foi discutida com elas a clareza sobre o objectivo do estudo. Ao obter as autorizações necessárias, o investigador, com a assistência de assistentes de investigação, realizou entrevistas, utilizando os questionários, com os inquiridos incluídos na amostra no condado de Mombaça.

3.9 Consideração ética

Foi solicitada a aprovação ética ao comité de ética da Universidade de Maseno e à direcção dos respectivos hospitais. Todos os participantes foram também informados verbalmente e por escrito sobre o estudo. Uma vez que o estudo foi realizado numa base voluntária, os participantes foram autorizados a retirar-se do estudo em qualquer altura. Todos os dados recolhidos foram armazenados em segurança durante o período de tempo apropriado, de acordo com os requisitos do comité de ética.

3.10 Gestão de dados

O processamento de dados, criação de cópias de segurança e protecção de dados foi cuidadosamente planeado e implementado. Os assistentes de investigação elaboraram um acordo especificando as tarefas, responsabilidades e direitos relacionados com a recolha, gestão e utilização dos dados. O acordo era vinculativo para os assistentes de investigação. Os identificadores directos dos inquiridos (nomes e informações de contacto) foram armazenados separadamente dos dados e foram destruídos após o conjunto de dados anonimizados ter sido verificado e validado.

3.11 Plano de análise de dados

Os questionários preenchidos foram codificados pelo investigador e introduzidos no software Statistical Package for Social Sciences (SPSS) versão 21.0 para análise. Foram geradas estatísticas descritivas (Frequências) e apuramento cruzado (Chi- Square e testes exactos de Fischer) feitos para mostrar a associação estatística ao nível de 5% de significância para factores sócio-económicos e sócio-culturais. A regressão logística foi também feita para determinar os preditores de PTB ajustados para variáveis confusas ao nível de 5%. Os resultados foram considerados significativos com valores de P inferiores a 0,05 a 95% de Intervalo de Confiança (C.I.). Os resultados do estudo foram também apresentados em tabelas, gráficos, gráficos, figuras para mais descrições e interpretações. Os dados qualitativos foram triangulados com os dados quantitativos para aumentar a validade e fiabilidade dos resultados do estudo. O Quadro 3.2 indica como as variáveis do estudo foram operacionalizadas, enquanto que o Quadro 3.3 fornece as definições operacionais para as variáveis.

Tabela 3.2: Operacionalização das variáveis de estudo.

Variável		Medida	Técnicas de análise
Variável independente	Factores económicos Factores sócio-culturais	Escala do tipo Likert-Type	Frequências Média do Teste F de Correlação de Regressão T-teste
Variável Dependente	Tuberculose em crianças de 5-15 anos		Teste F de correlação de regressão T-teste

Quadro 3.3: Definição operacional das variáveis.

VARIÁVEL	DESCRITIVO	TIPO DE DADOS	ESCALA DE MENSAGEM	ESTATÍSTICA DESCRITIVA	INFERÊNCIAS
DEPENDENTE Infecção por tuberculose	Infectado ou não infectado pela tuberculose	Binário	Nominal	Frequência e proporção	Praça Chi
INDEPENDENTE Acesso a instalações/serviços de saúde	Presença de um estabelecimento de saúde	Binário	Nominal	Frequência e proporção	Praça Chi
	Quão frequentes são as suas verificações	Discreto	Intervalo	Média	Teste T
	São as crianças nos ARV	Binário	Nominal	Frequência e proporção	Praça Chi
Conhecimento sobre tuberculose	Educação sobre TB/HIV/AIDS	Binário	Nominal	Frequência e proporção	Praça Chi
Estatuto económico	Qual é o estatuto sócio-económico dos pais	Ordinal	Ordinal	Frequência e proporção	Praça Chi
Estado civil	Qual é o estado civil dos pais	Nominal	Nominal	Frequência e proporção	Praça Chi
Nível de educação dos pais	Qual é o nível de educação dos pais	Ordinal	Ordinal	Frequência e proporção	Praça Chi

3.12 Procedimento de análise de dados

Foram utilizadas tanto abordagens quantitativas como qualitativas para a análise de dados. Os dados, recolhidos utilizando questionários estruturados, foram analisados utilizando métodos estatísticos. Todas as variáveis foram ordenadas cronologicamente em relação ao esquema do questionário. A edição dos dados seguiu-se à introdução dos dados. Isto garantiu que todos os dados introduzidos para cada questionário em cada variável estavam correctos. As variáveis relacionadas com o estudo foram formuladas e as informações sobre os questionários foram codificadas e analisadas utilizando o programa IBM SPSS Statistics 20. Os dados qualitativos gerados a partir de perguntas abertas foram categorizados em temas de acordo com os objectivos da investigação e comunicados em forma narrativa juntamente com a apresentação quantitativa. Os dados qualitativos foram utilizados para reforçar os dados quantitativos. Os resultados obtidos a partir da análise são discutidos no capítulo cinco.

CAPÍTULO QUATRO RESULTADOS E ANÁLISE

4.1 Introdução

Este capítulo apresenta os resultados e a análise deste estudo. Isto é feito de acordo com os objectivos da investigação, nomeadamente, estabelecer os factores sociais, económicos e geográficos que contribuem para a elevada prevalência da TB, especialmente entre as crianças entre os 5-15 anos de idade que vivem com VIH/SIDA no condado de Mombaça, no Quénia, e recomendar as políticas e intervenções programáticas para a prevenção eficaz da TB. Antes disso, foram fornecidos os resultados dos testes-piloto dos instrumentos de recolha de dados e outros dados preliminares relacionados com os inquiridos.

4.2 Resultados do Teste Piloto

Para estabelecer a validade, o instrumento de investigação foi entregue a 1 supervisor e 10 peritos com experiência nos factores que influenciam a gestão do ciclo orçamental nas instituições públicas para avaliar a relevância de cada item do instrumento em relação aos objectivos. Os mesmos foram classificados na escala de 1 (muito relevante) a 4 (pouco relevante). A validade foi determinada pela utilização do índice de validade do conteúdo (CVI). Somando os itens classificados 3 e 4 pelos peritos e dividindo esta soma pelo número total de itens do questionário obtido CVI. Foi obtido um CVI de 0,747. Oso e Onen (2009), declaram que um coeficiente de validade de pelo menos 0,70 é aceitável como investigação válida, daí a adopção do instrumento de investigação como válido para este estudo. Os questionários utilizados tinham itens da escala Likert que deveriam ser respondidos. Para a análise de fiabilidade, o alfa de Cronbach foi calculado através da aplicação do SPSS. O valor do coeficiente alfa varia de 0 a 1 e pode ser utilizado para descrever a fiabilidade dos factores extraídos de dicotómicos (ou seja, perguntas com duas respostas possíveis) e/ou questionários ou escalas com formato de pontos múltiplos (ou seja, escala de classificação: 1 = pobre, 5 = excelente). Um valor mais elevado mostra uma escala gerada mais fiável. Cooper & Schindler (2008) indicou 0,7 como sendo um coeficiente de fiabilidade aceitável. Os questionários de 7 inquiridos que foram seleccionados para participar no estudo-piloto foram analisados. Os coeficientes alfa eram todos superiores a 0,7, o que significa que os instrumentos tinham um coeficiente de fiabilidade aceitável e eram portanto apropriados para utilização no estudo. O quadro 4.1 apresenta os resultados do teste de fiabilidade.

Quadro 4.1: Resultados do teste de fiabilidade.

Variável	O Alfa de Cronbach	Artigos
Factores económicos	0.71	4
Factores sócio-culturais	0.73	3
Factores específicos	0.75	2
Factores geográficos	0.77	2

Fonte: Autor, 2019

4.3. Informação Demográfica

As informações gerais sobre os inquiridos, obtidas a partir das entrevistas, foram analisadas. Isto incluiu o seu sexo, faixa etária, estado civil, e nível de educação.

4.3.1 Género

A Figura 4.1 mostra a representação dos géneros dos inquiridos. Os resultados mostram que 73% dos inquiridos eram do sexo feminino enquanto que 27% eram do sexo masculino.

4.3.2 Parênteses etários

A Figura 4.2 mostra os escalões etários dos inquiridos. Todas as crianças que foram amostradas para participar no estudo tinham entre 5 e 15 anos de idade, e os seus pais/guardiões fizeram as entrevistas em seu nome, razão pela qual as faixas etárias fornecidas diziam respeito a adultos.

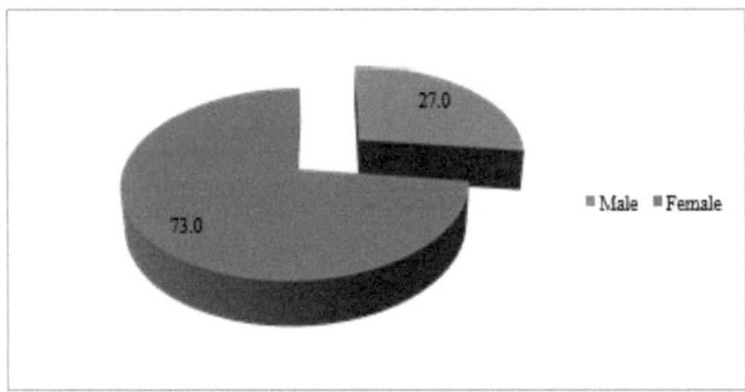

Figura 4.1: A representação de género dos inquiridos.

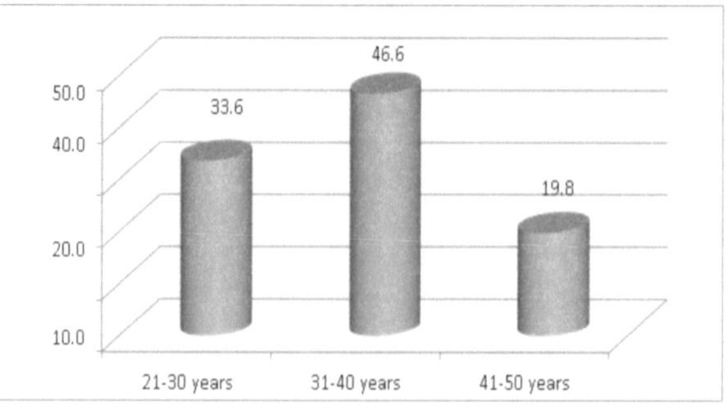

Figura 4.2: Escalões etários dos pais/guardiões dos inquiridos.

Os resultados mostram que 33,6% dos pais/guardiões dos inquiridos tinham entre 21-30 anos, 46,6% tinham entre 31-40 anos, enquanto 19,8% tinham entre 41-50 anos. Os resultados mostram, portanto, que a maioria dos pais/responsáveis dos inquiridos tinha entre 31-40 anos de idade.

4.3.3 Estado civil

A Figura 4.3 apresenta o estado civil dos pais/guardiões dos inquiridos.

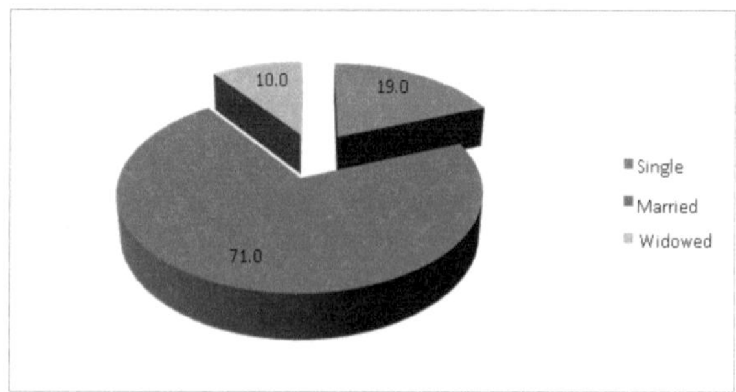

Figura 4.3: Estado civil dos pais/guardiões dos inquiridos.

O estudo mostra que 19% dos pais/guardiões dos inquiridos eram solteiros, 71% eram casados e 10% eram viúvos. Os resultados indicaram que a maioria dos pais/guardiões dos inquiridos eram casados, sendo que 71% eram viúvos.

4.3.4 Nível de Educação

A Figura 4.4 fornece detalhes sobre o nível de educação dos pais/guardiões dos inquiridos. Os resultados mostram que 55,9% dos pais/responsáveis dos inquiridos tinham o ensino primário, 39,1% tinham o ensino secundário, enquanto 5% tinham o ensino universitário. Os resultados indicam que a maioria, 55,9%, tinha apenas o nível de ensino primário.

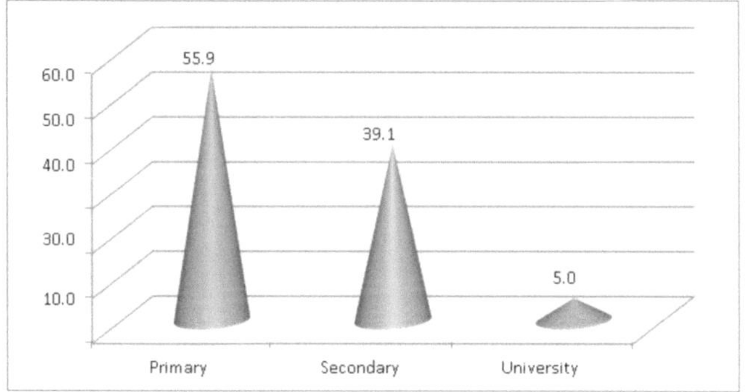

Figura 4.4: Nível de educação dos pais dos inquiridos.

4.4 Prevalência de PTB

Os dados sobre a prevalência de PTB, que foram obtidos dos inquiridos, foram analisados para estabelecer o caso de tuberculose, o estado de alojamento da família, incluindo o número de quartos que a sua casa tem e o seu estado de ventilação, e qualquer contacto feito com doentes com tuberculose.

4.4.1 Instância de tuberculose

A Figura 4.5 apresenta os resultados sobre o caso da tuberculose, ou a possibilidade de entrar em contacto com uma pessoa com tuberculose, entre os inquiridos. Os resultados indicam que 90% concordaram enquanto apenas 10% discordaram que os seus filhos tinham alguma vez sofrido tuberculose. Isto indica que a maioria das crianças já tinha sofrido de tuberculose antes. O estudo procurou estabelecer ainda mais quando os inquiridos completaram o tratamento, para aqueles que tinham anteriormente uma infecção por tuberculose. A maioria dos inquiridos aderiu a procedimentos de tratamento completos, com alguns casos de falta de tratamento.

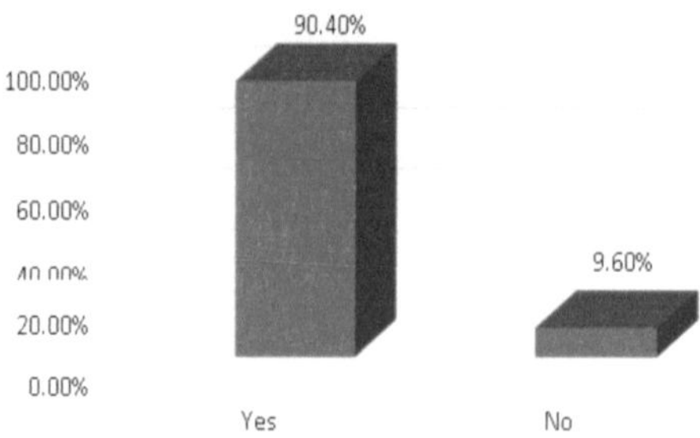

Figura 4.5: Instância de tuberculose entre os inquiridos.

4.4. 2 Número de quartos

A Figura 4.6 mostra o número de divisões nas casas dos inquiridos. Dos resultados, 48,5% dos inquiridos viviam em quartos individuais, enquanto 51,5% viviam em casas com mais do que um quarto.

4.4.3 Estado de ventilação

A Figura 4.7 indica o estado de ventilação nos locais de alojamento ou casas dos inquiridos. 12% indicou que o estado de ventilação era bom (ter mais do que uma janela aberta), 38% indicou que era justo (pelo menos uma janela aberta), enquanto que 50% indicou que o estado de ventilação era mau (sem janela).

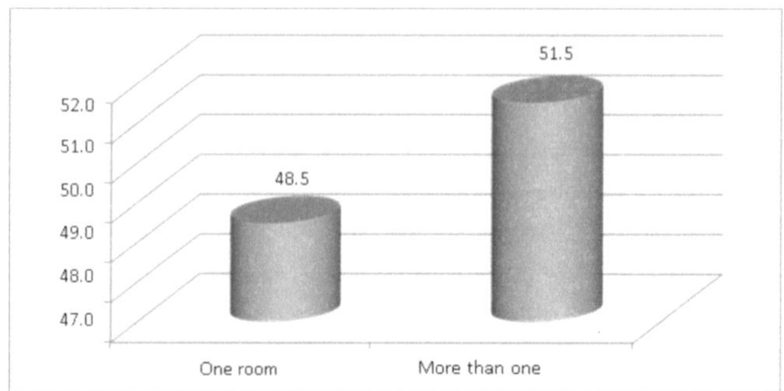

Figura 4.6: Número de quartos no alojamento/casa dos inquiridos.

4.4.4 Contacto com o(s) doente(s) com tuberculose

A Figura 4.8 fornece os resultados sobre a frequência do contacto dos inquiridos com o(s) doente(s) com tuberculose. Os resultados indicam que 61,4% dos inquiridos dormem no mesmo quarto e na mesma cama com alguém que tem TB, 26,7% dos inquiridos partilham o mesmo quarto mas utilizam uma cama diferente de uma pessoa que tem TB, enquanto 11,8% dormem num quarto diferente e numa cama diferente dos utilizados por uma pessoa que tem TB.

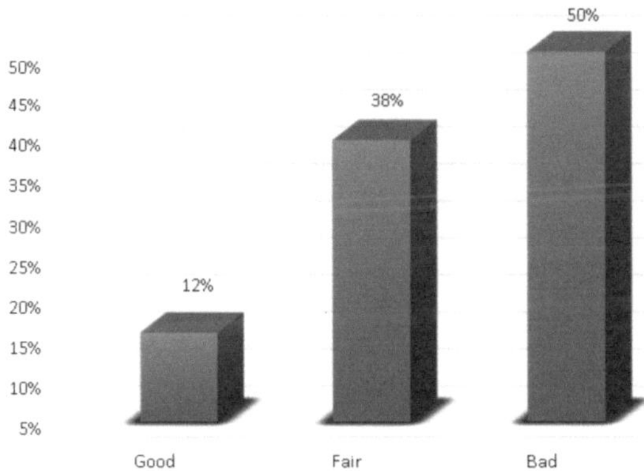

Figura 4.7: O estado de ventilação dos locais de alojamento/casa dos inquiridos.

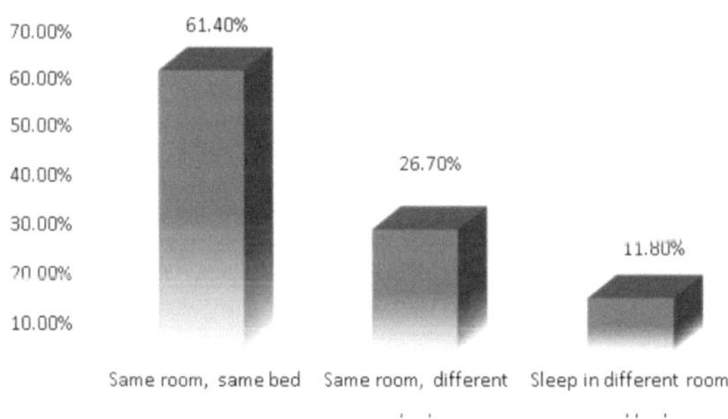

Figura 4.8: Frequência do contacto dos inquiridos com os doentes com tuberculose.

4.5 Os Factores Económicos Associados ao PTB

O quadro 4.2 apresenta os resultados sobre os factores socioeconómicos associados ao PTB entre as crianças que vivem com VIH/SIDA no condado de Mombaça.

Quadro 4.2: Os factores socioeconómicos associados ao PTB entre as crianças com VIH/SIDA no condado de Mombaça.

Declaração	SA (%)	A (%)	N (%)	D (%)	SD (%)	Média	SD	r
A pobreza na família é	20	45	15	20	0%	4.206	.541	0.000
associado à tuberculose	%	%	%	%				
transmissão em crianças								
Má qualidade de habitação	60	29	10	1%	4%	4.764	.774	0.536
e sobrelotação são	%	%	%					
associado à pobreza								
Há presença de	20	41	26	13	6%	4.452	.652	0.000
mofo e fumo no seu	%	%	%	%				
casa contribuindo assim								
a más condições respiratórias								

CHAVE: SA - Concordo firmemente; A-Acordo; N-Neutro; D-Discordo; SD - desvio padrão; r-Pearson correlação; p-P-valor

Os resultados indicam que 65% dos inquiridos concordaram, 16% foram neutros enquanto 20% discordaram que a pobreza na família está associada à transmissão da TB nas crianças, com uma média de 4,206 e um desvio padrão de 0,541.

Por outro lado, 89% concordaram, 10% foram neutros, enquanto apenas 4% discordaram que a má qualidade da habitação e a sobrelotação estão associadas à pobreza, com um desvio padrão de 0,774, uma média de 4,764 e uma correlação de Pearson de 0,536. Os resultados, portanto, fornecem uma indicação clara de que a má qualidade da habitação e a sobrelotação estão associadas à pobreza, o que, por sua vez, aumenta a transmissão de PTB. Apesar disso, 61% dos inquiridos concordaram, 26% foram neutros, enquanto 13% discordaram da afirmação de que a presença de bolor e fumo nas suas casas contribuiu para uma saúde respiratória deficiente entre as crianças.

4.6 Os Factores Sociais Associados ao PTB

Esta secção apresenta os resultados da investigação sobre se factores sócio-culturais, tais como fumar entre membros da família, ter outros membros da família que têm PTB, e ter cozinhas separadas tiveram impacto na infecção por PTB numa família.

4.6.1 Fumar entre membros da família

A Figura 4.9 apresenta os resultados da investigação sobre se ter membros da família fumadores torna as crianças que vivem com VIH/SIDA susceptíveis à infecção por PTB. Os resultados indicam que a maioria dos inquiridos (76%) concordaram que fumar entre os membros da família os tornava vulneráveis à infecção por PTB.

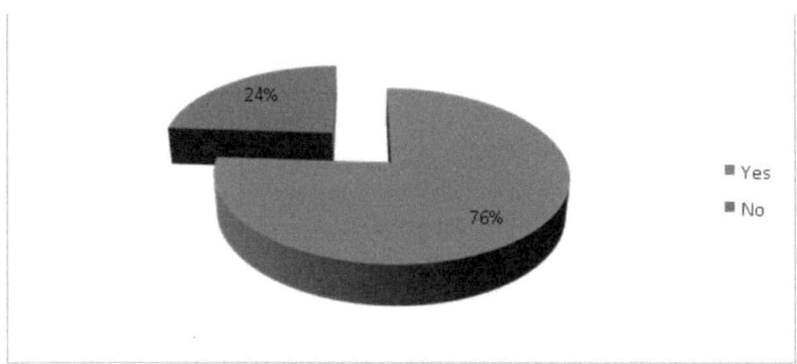

Figura 4.9: O risco de infecção PTB devido ao tabagismo entre os membros da família.

4.6.2 Ter membros da família que tenham PTB

A Figura 4.10 apresenta os resultados do inquérito sobre se ter um membro da família com PTB predispõe uma criança que está a viver com VIH/SIDA a uma infecção por TB. 78% concordaram enquanto que 22% discordaram sobre a possibilidade de membros próximos da família que tinham PTB predispondo-os à infecção por PTB.

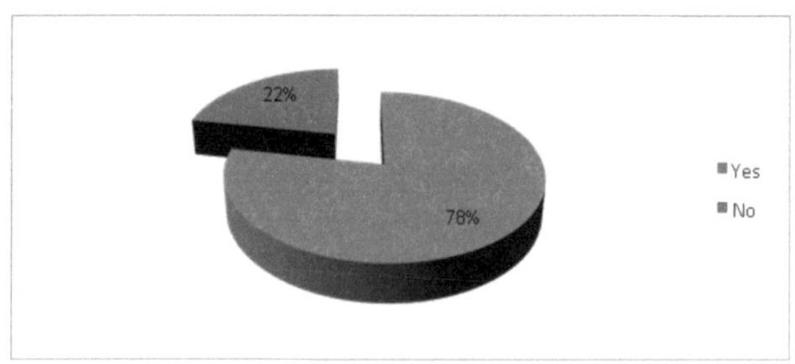

Figura 4.10: O risco de infecção por PTB devido a um membro próximo da família que tenha PTB.

4.6.3 Cozinha separada

A Figura 4.11 mostra como os inquiridos perceberam o impacto da existência de cozinhas separadas na sua capacidade de contrair ou não PTB.

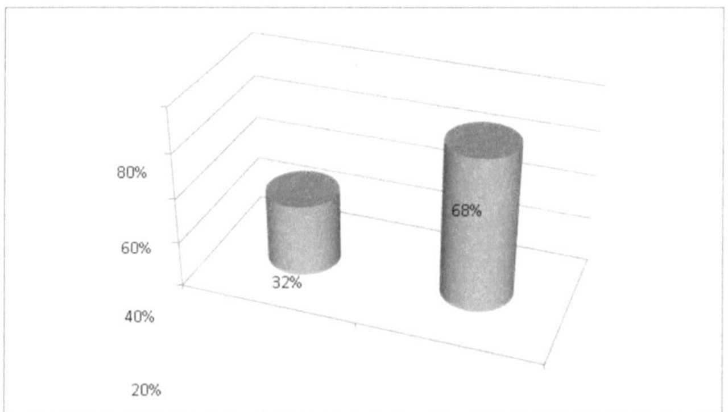

Figura 4.11: Percepções dos inquiridos sobre a existência de cozinhas separadas e o seu impacto na prevenção da infecção por PTB.

Enquanto os resultados mostram que 32% concordaram em ter uma cozinha separada das salas de estar, enquanto 68% tinham a sua cozinha na mesma sala de estar. A maioria dos inquiridos concordou que ter uma cozinha separada da sala de estar ajuda a evitar a propagação do PTB de um membro da família com tuberculose para as crianças que vivem com VIH/SIDA.

4.7 Os Factores Culturais Associados ao PTB

O quadro 4.3 apresenta os resultados do estudo sobre os factores culturais associados ao PTB, especialmente entre as crianças com idades compreendidas entre os 5 e os 15 anos que vivem com VIH/SIDA no condado de Mombaça, no Quénia.

Quadro 4.3: Os factores culturais associados ao PTB entre as crianças com idades compreendidas entre os 5 e os 15 anos que vivem com VIH/SIDA no condado de Mombaça.

Declaração	SA (%)	A (%)	N (%)	D (%)	SD (%)	Mea n	SD	r
Práticas culturais ou as crenças afectam negativamente a aderência à tuberculose tratamento ou saúde cuidados que procuram crianças	28%	42%	10%	20%	4%	4.358	.574	0.645
A sua cultura apoia tratamento de crianças com TB usando ervas tradicionais	24%	37%	28%	11%	4%	3.974	.974	0.021
Há pouco aderência aos medicamentos para a tuberculose devido à cultura restrições	16%	55%	18%	11%	4%	3.784	.554	0.000
Os pais percebem ervas tradicionais como mais eficaz do que drogas artificiais para TB para crianças	30%	29%	26%	15%	8%	4.251	.542	0.001

CHAVE:SA-Strongly concordar; A-Acordo; N-Neutro; D-D-Disagree; SD-Desvio-padrão; r-Correlação pérola; p-Valor

Os resultados indicam que 70% dos inquiridos concordaram, 10% foram neutros enquanto 20% discordaram que as práticas culturais ou crenças afectam negativamente a adesão ao tratamento PTB ou à procura de cuidados de saúde para crianças. Foi registada uma média de 4,358 e um desvio padrão de 0,574 e uma correlação de Pearson de 0,645.Por outro lado, 61% dos inquiridos concordaram, 28% foram neutros enquanto 11% discordaram que a sua cultura apoia o tratamento de crianças com tuberculose utilizando ervas tradicionais. A estática registada para esta descoberta foi uma média de 3,974 e um desvio padrão de 0,974. Além disso, 71% dos inquiridos concordaram, 18% foram neutros; enquanto 11% discordaram que havia pouca aderência aos medicamentos PTB devido a restrições culturais. Os resultados foram acompanhados de uma média de 3,784 e de um desvio padrão de 0,554. Finalmente, 59% dos inquiridos concordaram, 26% foram neutros, enquanto 15% discordaram que os pais consideraram as ervas tradicionais como mais eficazes do que os medicamentos artificiais para a tuberculose para crianças. Isto foi acompanhado por uma média de 4,251 e um desvio-padrão de 0,542.

4.7 Os Factores Geográficos Associados ao PTB

O quadro 4.4 apresenta os factores geográficos que o estudo estabeleceu como estando associados ao PTB.

Quadro 4.4: Os factores geográficos associados ao PTB.

Declaração	SA (%)	A (%)	N (%)	D (%)	SD (%)	Média	SD	r
A natureza pobre de	10	53	25	12	0%	4.311	.5311	0.958
estradas representava um grande	%	%	%	%				
desafio em								
viajar para aceder								
serviços de saúde								
Caminhada longa	20	50	20	10	6%	4.434	.5234	0.820
distância para alcançar um	%	%	%	%				
unidade de cuidados de saúde								
tem influenciado o acesso								
para cuidar								
Chuvas fortes e	21	47	10	22	10	4.421	.6432	0.001
as inundações servem como	%	%	%	%	%			
obstáculos a								
comunidades para								
acesso aos cuidados de saúde								
serviços								
Pacientes com proximidade	25	48	8%	19	9%	4.432	.643	0.023
proximidade a	%	%		%				
estabelecimentos de saúde								
aderir ao tratamento								
e cuidados de saúde.								
Durante a seca	20	43	25	12	7%	3.543	.963	0.540
estação do ano, acessibilidade	%	%	%	%				
utilizando viagens de veículos								
fornecido mais rapidamente								
acesso a toda a saúde								
instalações do que a pé								
Não só pode distanciar-se	15	56	15	14	10	3.784	.674	0.000
consumo de drogas de impacto	%	%	%	%	%			
tarifas, mas também								
aumentar a probabilidade de								
hospitalização e								
mortalidade.								

CHAVE: SA - Concordo firmemente; A-Acordo; N-Neutro; D-Discordo; SD - desvio padrão; r-Pearson correlação; p-P-Valor

Os resultados indicam que 63% dos inquiridos concordaram, 25% foram neutros, enquanto 12% discordaram que a má natureza das estradas representava um grande desafio no acesso aos serviços de saúde, com uma média de 4,311 e um desvio padrão de 0,5311 e uma correlação de Pearson de 0,958.
Além disso, 70% dos inquiridos concordaram, 20% foram neutros, enquanto 10% discordaram que caminhar longas distâncias para chegar a um estabelecimento de saúde influenciou o acesso aos cuidados. As estatísticas de apoio registadas para esta afirmação foram uma média de 4,434 e um desvio padrão de 0,5234.
68% dos inquiridos concordaram, 10% foram neutros, enquanto 22% discordaram da afirmação de que as fortes chuvas e inundações servem de obstáculos aos prestadores de cuidados de saúde na prestação de serviços. Além disso, 73% concordaram, 8% foram neutros, enquanto que 19% discordaram que os doentes com proximidade próxima das instalações de cuidados de saúde aderiram ao tratamento e aos cuidados de saúde. As estatísticas estabelecidas para estas declarações foram uma média de 4,432 e um desvio padrão de 0,643.
63% dos inquiridos concordaram, 25% foram neutros, enquanto 12% discordaram que, durante a estação seca, a acessibilidade através de viagens em veículos proporcionava um acesso mais rápido a todas as instalações de saúde do que através das formas culturais de acesso às instalações de saúde, tais como andar a pé. As estatísticas estabelecidas para esta descoberta foram uma média de 3,543 e um desvio padrão de 0,963.

Finalmente, 71% dos inquiridos concordaram, 15% foram neutros, enquanto 14% discordaram que não só pode ter impacto nas taxas de absorção de drogas PTB, mas também aumentar a vulnerabilidade de uma criança que vive com VIH/SIDA à infecção PTB, com uma média de 3,784 e um desvio padrão de 0,674.
A partir dos resultados, pode argumentar-se que caminhar longas distâncias para chegar a um estabelecimento de saúde influenciou o acesso aos cuidados de saúde, apoiado por 70% das respostas. Estas conclusões são concordantes com as de Ahmed et al., (2019), que estabeleceram que a distância até uma instituição de saúde era um determinante significativo do serviço de saúde, incluindo intervenções preventivas da tuberculose.
O estudo também descobriu que as pessoas que vivem num raio de 3 km até uma unidade de saúde tinham uma maior probabilidade de receberem cuidados de saúde, o que proporciona uma visão útil para intervenções destinadas a melhorar a prevenção de PTB através do posicionamento geográfico da infra-estrutura necessária.

4.8 Outros factores associados ao PTB

O quadro 4.5 apresenta os outros factores que o estudo estabeleceu como tendo uma associação significativa com a propagação de PTB entre crianças com idades compreendidas entre os 5 e os 15 anos e vivendo com VIH/SIDA no condado de Mombaça.

Quadro 4.5: Outros factores associados ao PTB entre as crianças que vivem com VIH/SIDA no condado de Mombaça.

Declaração	SA (%	A (%	N (%	D (%	SD (%	Média	SD	r
O fumo da lenha é um	20	51	29	0%	0%	4.411	.5451	0.909
factor de risco independente	%	%	%					
que enfraquece as crianças								
com PTB								
Combustão de biomassa, por exemplo	20	45	22	13	4%	4.354	.5744	0.342
monóxido de carbono (CO)	%	%	%	%				
e óxido de azoto, e								
tabagismo passivo entre								
membros da família, e								
poliaromático								
hidrocarbonetos que podem								
depositar no fundo do								
os alvéolos enfraquecem as crianças								
com PTB								
Resultados de sobrelotação para	24	43	15	18	10	4.621	.6875	0.583
Infecção por PTB em crianças	%	%	%	%	%			

CHAVE: SA-Concorda firmemente; A-Acordo; N-Neutro; D-Discordo; SD-Desvio padrão; r-Correlação pero-person; P-Valor

Os resultados mostram que 71% dos inquiridos concordaram, 29% foram neutros e não concordaram que o fumo da lenha é um factor de risco independente para a doença PTB nas crianças. Foi observada uma média de 4,411 e um desvio padrão de 0,5451 e uma correlação de Pearson de 0,909. Por outro lado, 65% dos inquiridos concordaram, 22% foram neutros, enquanto 13% discordaram que a combustão de biomassa como o monóxido de carbono (CO), óxido de azoto, formaldeído, e hidrocarbonetos poliaromáticos que podem depositar-se profundamente nos resultados dos alvéolos para PTB em crianças. Finalmente, 67% concordaram, 15% foram neutros, enquanto 18% discordaram que a sobrepopulação resulta em infecção por tuberculose em crianças. Foi registada uma média de 4,621 e um desvio padrão de 0,6875.

4.9 Análise de Regressão Logística Múltipla

O estudo procurou estabelecer os determinantes socioeconómicos do PTB em crianças dos 5-15 anos de idade que vivem com VIH/SIDA no condado de Mombaça. Estes factores incluem: factores económicos, factores culturais, factores geográficos, e outros factores específicos. O modelo de regressão defendido na realização da análise de regressão lógica múltipla foi:

$$\text{Ln } Y = \beta_0 + \beta_1 X_1 + \beta_2 X_2 + \beta_3 X_3 + \beta_4 X_4 + \varepsilon \, [.3]$$

Onde Y representa ter TB/ ou não ter TB, X_1 representa os factores económicos, X_2 representa os factores culturais, X_3 representa os determinantes específicos, enquanto X_4 representa os factores geográficos. $_{10}$ representa a constante do modelo, β B - β_4 representa os coeficientes de regressão, enquanto que ε representa o significado do modelo a partir dos resultados de f-significância obtidos na análise de variância (ANOVA).A Tabela 4.6 apresenta as estatísticas da Análise de Variância (ANOVA) que indicam o significado dos factores investigados no âmbito deste estudo na contribuição para a infecção por TB entre crianças com idades compreendidas entre os 5 e os 15 anos que vivem com VIH/SIDA no condado de Mombaça.

Quadro 4.6: Análise de Variância (ANOVA).

Modelo	Soma de Praças	df	Média Praça	F	Sig.
Regressão	2.132	3	.231	13.457	.035a
Residual	8.431	125	.046		
Total	12.234	143			

a. Preditores: (Constante), factores económicos, factores culturais, determinantes específicos e factores geográficos
b. Variável Dependente: Tuberculose pulmonar em crianças com 5-15 anos de idade que vivem com VIH/SIDA

Foi estabelecido um valor F de p = 0,035, o que indica que existe uma probabilidade de 3,5% do modelo de regressão apresentar uma informação falsa. Assim, demonstra o significado do modelo. A tabela 4.7 apresenta os coeficientes de egressão. O seguinte resultado da regressão foi obtido:

$Y = 4.321 + 0.621X_1 + 0.562X_2 + 0.368X_3 + 0.532X_4$ $P=0.038^a$ [4]

A partir do modelo, quando outros factores (factores económicos, factores culturais, determinantes específicos e factores geográficos) estiverem a zero, o PTB em crianças entre os 5-15 anos e vivendo com VIH/SIDA terá um coeficiente de 4,321. Isto significa que manter outros factores constantes; um aumento unitário dos factores económicos levaria a um aumento de 0,621 (p=0,031) de PTB em crianças dos 5-15 anos de idade que vivem com VIH/SIDA no condado de Mombaça.
Contudo, mantendo outros factores constantes, um aumento unitário dos factores culturais resultaria num aumento de 0,562 (p=0,039) de PTB em crianças entre os 5-15 anos de idade e vivendo com VIH/SIDA dentro do condado de Mombaça.

Quadro 4.7: Coeficientes de Regressão.

Modelo	Coeficientes não padronizados		Normalizar d Coeficientes	t	Sig.
	B	Erro Std.	Beta		
Constante	4.321	.425		8.545	.045
Participação comunitária	.621	.154	.656	5.574	.031
Adequação dos recursos	.562	.874	.241	2.486	.039
Quadro regulamentar e política	.368	.441	.282	1.031	.038
Responsabilidade do Fundo	.532	.685	.257	2.412	.043

a. Variável Dependente: Tuberculose pulmonar em crianças dos 5-15 anos de idade que vivem com VIH e SIDA.

Do Quadro 4.7, mantendo outros factores constantes, um aumento unitário em determinantes e políticas específicas levaria a um aumento de 0,368 (p=0,038) de PTB em crianças com idades compreendidas entre os 5-15 anos que vivem com VIH/SIDA. Além disso, os resultados mostram que um aumento unitário dos factores geográficos conduziria a um aumento de 0,532 de PTB em crianças dos 5-15 anos de idade que vivem com o VIH/SIDA.

CAPÍTULO CINCO DISCUSSÃO DOS RESULTADOS

Os resultados indicam que 90% concordaram enquanto apenas 10% discordaram que os seus filhos tinham alguma vez sofrido de tuberculose pulmonar. Isto indica que a maioria das crianças já tinha sofrido de tuberculose pulmonar antes. O investigador procurou ainda determinar quando é que os seus filhos completaram o tratamento. A maioria dos inquiridos aderiu a procedimentos de tratamento completos com alguns casos de falta de tratamento. A partir dos resultados, é evidente que a má qualidade da habitação e a sobrelotação estão associadas à pobreza. Estas conclusões estavam em consonância com Duke, Curtis e Fuller, (2003) que as condições de habitação são utilizadas como indicadores socioeconómicos de saúde e bem-estar. A má qualidade da habitação e a sobrelotação estão associadas à pobreza, a grupos étnicos específicos e a uma maior susceptibilidade à doença. A lotação, a má qualidade do ar dentro das casas como resultado de uma ventilação inadequada, e a presença de bolor e fumo contribuem para a má saúde respiratória em geral e têm sido implicados na propagação e/ou resultado do PTB.É evidente pelos resultados que a maioria (76%) dos pais/guardiões eram fumadores. A exposição ao fumo passivo também pode aumentar o risco de infecção por PTB e de desenvolvimento de doença PTB activa, entre crianças e adultos (Duke, Curtis & Fuller, 2003). Por conseguinte, os doentes com PTB que fumam em casa estão também a colocar as suas famílias num maior risco de infecção por PTB. Os resultados revelam que a maioria dos inquiridos não tinha cozinha separada, tal como apoiado por 68%. Isto expôs as crianças ao fumo da cozinha. O fumo passivo e a utilização de combustível de biomassa podem ter efeitos mais nocivos nas crianças quando comparados com os adultos, uma vez que os sistemas respiratório e imunitário das crianças não estão completamente desenvolvidos. As crianças passam mais tempo em casa e, portanto, são mais propensas a experimentar uma exposição ao fumo mais intensa e prolongada se os membros adultos do agregado familiar fumarem ou se a biomassa for utilizada como meio de cozinhar. O estudo revela que as práticas ou crenças culturais afectam negativamente a adesão ao tratamento PTB ou à procura de cuidados de saúde para crianças, tal como apoiado por 71%. Estes resultados estão de acordo com Franchi & Centeno, (2001) que os principais determinantes estruturais da epidemiologia PTB incluem desigualdades socioeconómicas globais, altos níveis de mobilidade populacional, e rápida urbanização e crescimento populacional. Estas condições dão origem a distribuições desiguais dos principais determinantes sociais de PTB, incluindo insegurança alimentar e subnutrição, más condições habitacionais e ambientais, barreiras financeiras, geográficas, e culturais ao acesso aos cuidados de saúde. Por sua vez, a distribuição populacional de PTB reflecte a distribuição destes determinantes sociais, que influenciam as 4 fases da patogénese de PTB: exposição à infecção, progressão à doença, diagnóstico e tratamento tardio ou inadequado, e adesão ao tratamento e sucesso. Os resultados mostram ainda que caminhar longas distâncias para chegar a uma instalação de cuidados de saúde influenciou grandemente o acesso aos cuidados, apoiado por 70% das respostas. Estes resultados estavam de acordo com Ahmed et al., (2019), que a distância até ao estabelecimento de saúde era um determinante significativo do serviço de saúde, tendo aqueles que vivem num raio de 3 km até ao estabelecimento de saúde uma maior probabilidade de obter cuidados de saúde num estabelecimento.Ahmed et al., (2019) observam ainda que as questões de acessibilidade geográfica afectam determinados grupos (os menos afortunados) mais do que afectam outros e estes grupos, paralelamente aos que provavelmente sofrerão problemas de saúde adicionais devido à vulnerabilidade física, falta de acesso à informação, marginalização social, ou aqueles que não têm capacidade para pagar cuidados de saúde adequados. Em referência a Narang, et al., (2020) as disparidades na acessibilidade geográfica dos serviços de saúde surgem devido à forma como as pessoas e as instalações estão dispostas espacialmente. Os resultados indicam que a combustão da biomassa, como o monóxido de carbono (CO), óxido de azoto, formaldeído, e hidrocarbonetos poliaromáticos que podem depositar-se profundamente nos alvéolos, enfraquece as crianças com PTB, apoiado em 65%. Estas descobertas estavam de acordo com (Hausler, 2000) a associação entre tuberculose e tabagismo foi relatada já no ano de 1918. Os fumadores passivos são também expostos a substâncias tóxicas semelhantes às dos fumadores activos, mas o nível de concentração é diferente para ambos os grupos. Contudo, apenas existem dados limitados para apoiar a associação entre o tabagismo passivo e o PTB entre as crianças, especialmente da Índia. Outra área de preocupação é a poluição do ar em recintos fechados, especialmente devido à utilização de combustível de biomassa. O estudo revela que o isolamento de crianças com possível infecção por PTB numa sala privada é uma forma segura de prevenir a reinfecção e de colocar o PTB sob controlo, tal como sugerido por 67% dos inquiridos. Estas conclusões estavam em consonância com Mohan, (2004) que as pessoas com tuberculose pulmonar são contagiosas até cerca de duas a três semanas uma vez iniciado o seu tratamento. Anteriormente, estes doentes foram isolados. Hoje em dia o isolamento não é praticado, mas algumas precauções são importantes para evitar a propagação da tuberculose pulmonar. Isto inclui isolamento de locais de trabalho, escolas e colégios e áreas com multidões, cobrir a boca e o nariz enquanto se tosse ou espirra, eliminação adequada e cuidadosa dos tecidos. Geralmente recomenda-se a queima ou eliminação em sacos plásticos selados e a partilha de camas e quartos com pessoas não infectadas enquanto dormem.

CAPÍTULO SEIS CONCLUSÃO E RECOMENDAÇÕES

6.1 Conclusão

Com base nos resultados do estudo, factores económicos contribuem para o aumento da tuberculose pulmonar em crianças entre os 5-15 anos de idade que vivem com VIH e SIDA. Por exemplo, a pobreza resulta em habitação precária e sobrelotação, aumentando assim os casos de transmissão de PTB. Conclui-se que o apinhamento, a má qualidade do ar dentro das casas em resultado de uma ventilação inadequada, e a presença de bolor e fumo contribuem para a má saúde respiratória em geral e têm sido implicados nos resultados do PTB. Chegou-se ainda à conclusão de que a exposição ao fumo passivo também pode aumentar o risco de infecção por PTB e de desenvolvimento de doença PTB activa, tanto entre crianças como entre adultos.

Por conseguinte, os doentes com PTB que fumam em casa estão também a colocar as suas famílias num maior risco de infecção por PTB. As práticas ou crenças culturais afectam negativamente a adesão ao tratamento PTB ou a procura de cuidados de saúde para crianças. Os principais determinantes estruturais da epidemiologia PTB incluem desigualdades socioeconómicas globais, elevados níveis de mobilidade da população, e rápida urbanização e crescimento populacional.

Estas condições dão origem a distribuições desiguais dos principais determinantes sociais do PTB, incluindo insegurança alimentar e subnutrição, más condições habitacionais e ambientais, barreiras financeiras, geográficas e culturais ao acesso aos cuidados de saúde. O isolamento de crianças com possível infecção por PTB numa sala privada é uma forma segura de prevenir a reinfecção e de colocar o PTB sob controlo.

Os serviços de saúde foram também prestados num número finito de locais fixos, mas servem populações que estão contínua e desigualmente distribuídas por uma região, o que é uma questão de particular preocupação. Estes são cenários que resultam em grandes distâncias entre as pessoas e as instalações de cuidados de saúde. Faz com que as pessoas tenham maior dificuldade de acesso às instalações de saúde devido ao aumento dos tempos de viagem, que muitas vezes é associado a infra-estruturas de transporte deficientes e a uma falta de opções de transporte público.

6.2 Recomendações

Recomenda-se que as áreas de favelas no condado de Mombaça sejam melhoradas de modo a criar um ambiente que promova a prevenção de infecções por PTB. Programas de Educação para a Saúde e serviços de intervenção para a cessação do tabagismo devem ser utilizados no âmbito das actividades do Programa Nacional de Tuberculose, Lepra e Doenças Pulmonares (NTLD). Outros estudos, especialmente o acompanhamento na natureza, devem ser conduzidos para estabelecer a temporalidade do tabagismo passivo e o desenvolvimento da tuberculose clínica. O estudo recomenda ainda uma gestão sustentada de casos padronizada sob observação directa do tratamento (DOT), bem como o fornecimento ininterrupto de medicamentos de qualidade garantida com sistemas fiáveis de aquisição e distribuição. Há também necessidade de sistemas de registo e notificação que permitam a avaliação dos resultados de cada paciente, bem como a avaliação global das intervenções PTB, especialmente as que visam crianças que vivem com VIH/SIDA. Uma investigação mais aprofundada sobre PTB deve envolver estudos que utilizem métodos qualitativos, uma vez que estes estudos ajudam a compreender a perspectiva do paciente e a experiência subjectiva da doença, bem como a dar uma visão mais profunda dos problemas sociais, económicos e psicológicos dos pacientes. Isto daria uma visão abrangente do problema, ajudando a visar mais precisamente a prevenção e eliminação do PTB. O Governo Nacional, o governo do condado e as partes interessadas na saúde deveriam assumir a responsabilidade de investir em infra-estruturas rodoviárias e recursos humanos no sentido de aumentar a acessibilidade às instalações de cuidados de saúde, encorajando a utilização contemporânea das instalações de saúde por todos os cidadãos e tendo muitas clínicas mais móveis e mais oferta de instalações de saúde para acomodar a população em constante crescimento.

REFERÊNCIAS

Adeiza, M., Abba, A., & Okpapi, J. (2014). HIV-associated tuberculosis: a sub Saharan Africa perspective. sub-Saharan Africa Journal of Medicine, 1 (1), 1-14.

Ahmed, S., Adams, A. M., & Panciera, R. (2019). Impacto da variabilidade do tráfego na acessibilidade geográfica aos cuidados de saúde de emergência 24/7 para os pobres urbanos: Um estudo SIG em Dhaka, Bangladesh. PloS one, 14(9), e0222488.

Amisi, J., Carter, E., Masini, E., & Szkwarko, D. (2021). Fechando o ciclo na gestão do contacto com TB infantil: conclusão dos resultados da terapia preventiva da TB no Quénia ocidental. British Medical Journal , 11 (2), e040993.

Angala, P., Diodio, R., Mamo, G., Wanjala, S., Mugambi-Nyabonga, L., Okoth, E., et al. (2022). Formação em tuberculose no Quénia: reforço da capacidade de cuidados e prevenção. Acção de Saúde Pública , 12 (1), 40-47.

Antonius, S., (1995). Diferenças clínicas entre a tuberculose pulmonar e extra-pulmonar: um estudo retrospectivo de 5 anos. Journal of the National Medical Association, 87(3), 187-192.

Basileia, H. (1998). História da tuberculose. Respiração, 65(5), 5-15.

Bates, J., & Stead, W. (1993). A história da tuberculose como uma epidemia global. Clínicas médicas da América do Norte, 77(6), 1205-1217.

Conselho de Saúde.(2004). Ficha de Meningite [On-line]. Recuperada a 22 de Dezembro de 2004.

Chan, S., Birnbaum, J., Rao, M., & Steiner, P. (1996). Manifestação clínica e resultado da tuberculose em crianças com síndrome da imunodeficiência adquirida. Paediatric Infectious Disease Journal, 15, 443-447.

Chintu, C., & Zumla, A. (1995). Tuberculose infantil e infecção com o vírus da imunodeficiência humana. Journal of the Royal College of Physicians of London, 29(2), 92-95.

Coberly, J., & Chaisson, R. (2001). Tuberculose. Em N. Graham (Ed.), Infectious Disease Epidemiology: Teoria e Prática (pp. 411-437). Aspen: Aspen Publishers.

Cobert, E., Watt, C., & Walker, N. (2003). O peso crescente da tuberculose tendências globais e interacções com a pandemia do HIV. Archives of Internal Medicine , 163 (9), 1009-1021.

Daniel, T. (2000). As origens e a epidemiologia pré-colonial da tuberculose nas

Américas: podemos descobri-las? International journal of tuberculosis and lung diseases, 4(5), 395-400.
Dodd, P., Yuem, C., Sismanidis, C., Seddon, J., & Jenkins, H. (2017). O peso global da mortalidade infantil por tuberculose: um estudo de modelização matemática. Lancet Global Health, 5 (e898-906. 10.1016/S2214-109X(17)30289-9).
Duke, T., Curtis, N., & Fuller, D. (2003). A gestão da meningite bacteriana em crianças. Expert Opinion Pharmacotherapy, 4(8), 1227-1240.
Fernandez, L., Casas, E., Singh, S., Churchyard, G., Brigden, G., Gotuzzo, E., et al. (2020). Novas oportunidades na prevenção da tuberculose: implicações para as pessoas que vivem com VIH. Journal of the International AIDS Society, 23 (1), e25438.
Foshee, W. (2004). Diagnóstico da infecção pelo VIH em bebés, crianças e adolescentes [Online]. Recuperado em 16 de Agosto de 2004.
Getahum, H., Gunneberg, C., Granich, R., & Nunn, P. (2010). Infecção por HIV - tuberculose associada: A epidemiologia e a resposta. Clinical Infectious Diseases , 50, S201-S207.
Grigg, E. (2004). Os arcanos da tuberculose. American Review of Tuberculosis and Pulmonary Disease, 78, 151, 426, 583.
Gunja, N. (2009). Infecções de ossos e articulações [On-line]. Recuperado em 14 de Janeiro de 2005.

Harries, A., Hargreaves, N., Graham, S., Mwansambo, C., Kazembe, P., & Broadhead, R. (2002). Tuberculose infantil no Malawi: resultados da investigação de casos nacionais e do tratamento. International Journal of Lung Disease, 6(5), 424-431.
Hausler, H. (2000). Tuberculose e VIH/SIDA: orientações clínicas [On-line]. Recuperado em 31 de Outubro de 2005.

Hausler, W., & Sussman, M. (1998). Tuberculose. Em S. M (Ed.), Microbiologia e Infecções Microbianas (Vol. 3, pp. 392-417): Oxford University Press.
Houghton, M. (2002). Tuberculose: definições, sinónimos e muito mais de Answers.com. Recuperado a 16 de Junho de 2005. http://www.answers.com/topic/tuberculosis.

Keating, J., Macintyre, K., Mbogo, C., Githeko, A., Regens, J., Swalm, C., et al. (2003). A Geographic Sampling Strategy for Studying Relationships Between Human and Malaria Vector in Urban Africa. American Journal of Tropican Medicine and Hygiene, 68 (3), 357-365.

Khabibibullina, N., Kutuzova, D., Burmistrova, I., & Lyadova, I. (2022). Os aspectos biológicos e clínicos de uma infecção por tuberculose latente. Tropical Medicine and Infectious Disease, 7 (3), 48; https://doi.org/10.3390/tropicalmed7030048.

Mailu, E., Owiti, P., Ade, S., Harries, A., Manzi, M., Omesa, E., et al. (2019). Actividades de controlo da tuberculose nos sectores privado e da saúde pública do Quénia de 2013 a 2017: como é que se comparam? . Tropical Medicine & Hygiene , 113 (12), 740-748.

Makori, L., Gichana, H., Oyugi, E., Nyale, G., & Ransom, J. (2021). Tuberculose num ambiente hospitalar urbano: Epidemiologia descritiva entre doentes na clínica de tuberculose do Hospital Nacional Kenyatta, Nairobi, Quénia. International Journal of Africa Nursing Sciences , 15 (100308), https://doi.org/10.1016/j.ijans.2021.100308.

Malburg, C., Thunga, S., Smith, J., Viera, D., Snyder, A., Tampubolon, S., et al. (2022). HIV, tuberculose, e segurança alimentar em África - uma revisão de âmbito sindémico. International Journal of Environmental Research in Public Health , 19 (3), 1101:doi: 10.3390/ijerph19031101.

Mandalakas, A., Kay, A., Bacha, J., Devezin, T., Golin, R., Simon, K., et al. (2020). Tuberculose entre Crianças e Adolescentes em Centros de Tratamento do VIH na África Subsaariana. Doenças Infecciosas Emergentes , 26 (12), 2933-2943.

Migiliori, G., Falzon, D., Marks, G., Goletti, D., Kasaeva, T., Esposito, S., et al. (2022). Comemoração do Dia Mundial da Tuberculose 2022: artigos recentes do ERJ de relevância crítica para acabar com a tuberculose e salvar vidas. European Respiratory Journal , 59 (2200149), DOI: 10.1183/13993003.00149- 2022.

Mwinga, A. (2005). Desafios e esperança para o diagnóstico da tuberculose em bebés e crianças pequenas. The Lancet, 365, 97-98.

Narang, G. L., Wiener, L. E., Penniston, K. L. (2020). O efeito da distância de viagem na qualidade de vida relacionada com a saúde dos doentes com nefrolitíase. Canadian Urological Association journal = Journal de l'Association des urologues du Canada, 14(4), 99-104.

Ortega, A. (2002). Tuberculose meningite em doentes infectados com o vírus da imunodeficiência humana. New England Journal of Medicine, 326, 668-672.

Pape, J., & Johnson, W. (2000). Infecção pelo VIH no Haiti: história natural e progressão da doença. AIDS, 14(16), 2515-2521.

Prasad, R., Saini, J., Gupta, R., Kannaujia, R., Sarin, S., & Kulshreshth, R. (2004). Um estudo comparativo do espectro clínico-radiológico da tuberculose entre doentes seropositivos e seronegativos do VIH.

The Indian Journal of Chest Diseases & Allied Sciences, 46(2), 99- 103.
Rambaut, A., Posada, D., Crandall, K., & Holmes, E. (2004). As causas e consequências da evolução do VIH. Nature Review, 5, 52-61.
Roya-Pabon, C., & Perez-Velez, C. (2016). Exposição à tuberculose, infecção e doença em crianças: uma abordagem de diagnóstico sistemático. Pnuemonia (Nathan) , 8 (23), doi: 10.1186/s41479-016-0023-9.
Salazar, G., Schmitz, T., Cama, R., Sheen, P., Franchi, L., & Centeno, G. (2001). Tuberculose pulmonar em crianças de um país em desenvolvimento. Pediatria, 108(2), 448-453.
Schaaf, H., Geldenduys, A., Gie, R., & Cotton, M. (1998). Culture-positive tuberculosis in human immunodeficiency virus type-1 infected children. Paediatric infectious disease journal, 17(7), 599-604.
Shafer, R., Kim, D., Weiss, J., & Quale, J. (1991). Extrapulmonary tuberculosis in patients with human immunodeficiency virus infection. Medicamentos, 70(6), 384-397.
Shahab, T., Zoha, M., Malik, M., Malik, A., & Afzal, K. (2004). Prevalência da infecção pelo vírus da imunodeficiência humana em crianças com tuberculose. Indian Pediatrics,41, 595-599.
Sharma, S., & Mohan, A. (2004). Tuberculose pulmonar extra. Indian Journal of Medical Research, 120, 316-353.
Small, P., Hopewell, P., Singh, S., A., P., Parsonnet, J., Ruston, D., et al. (1994). A epidemiologia da tuberculose em São Francisco. Um estudo de base populacional utilizando métodos convencionais e moleculares. New England Journal of Medicine , 330, 1703-1709.
Smith, I. (2003). Mycobacterium tuberculosis pathogenesis and moleculence determinants of virulence . Clinical Microbiology Reviews , 16 (3), 463-496.
Styblo, K. (1989). Overview and epidemiologic assessment of the current global tuberculosis situation with an emphasis on control in developing countries. Rev. Infectious Diseases , 11, S339-S346.
Tavitiya, M., Alan, M., D., D., W., Siew, F., & Ngoc, O. (2013). Prevalência, Características, Gestão, e Resultado da Tuberculose Pulmonar em Crianças Infectadas pelo VIH no TREAT Asia Pediatric HIV Observational Database (TApHOD). Cuidados a doentes com SIDA STDS, 27 (12), 649-656.
Tesfaye, B., Alebel, A., Gabriel, A., Zegeye, A., Tesema, C., & Kassie, B. (2018). As epidemias gémeas: prevalência das co-infecções TB/HIV e seus factores associados na Etiópia - uma revisão sistémica e meta-análise. PLoS One , 13 (10), e0203986.
Tuberculose entre as admissões hospitalares de Mulago, Kampala, Uganda.

Tuber Lung Dis, 74(2), 121-125.
Tuberculose meningite em doentes infectados com o vírus da imunodeficiência humana. New England Journal of Medicine, 326, 668-672.
Yang, Z., Kong, Y., Wilson, F., Foxman, B., Fowler, A., & Marrs, C. (2004). Identificação de factores de risco para tuberculose pulmonar extra. Doenças Infecciosas Clínicas, 38, 199-205.
Yassin, M., Takele, L., Gebresenbet, S., Girma, E., Lera, M., & Lendebo, E. (2004). A coinfecção com HIV e tuberculose na região sul da Etiópia: Um estudo epidemiológico prospectivo. Scandinavian Journal of Infectious Diseases, 36, 670-673.
Yechoor, V., Shandera, W., Rodriguez, P., & Cate, T. (1996). Tuberculose meningite entre adultos com e sem infecção pelo VIH. Arquivos de medicina interna, 156, 1710-1716.

ANEXO APPÊNDICES

APÊNDICE II: QUESTIONÁRIO AO AGREGADO FAMILIAR

APÊNDICE A: CONSENTIMENTO INFORMADO

Tópico: Determinantes da tuberculose pulmonar em crianças dos 5-15 anos de idade que vivem com VIH/SIDA no condado de Mombaça

Investigador Principal Raphael Otakwa, Universidade de Maseno
Contacto 0722-285-347
Email raphael.makokha[at]yahoo.com

Descrição

Está convidado a participar num estudo de investigação sobre **PTB EM CRIANÇAS INFECTAS INFECTAS A HIV/SIDA.** A partir das informações recolhidas e estudadas neste projecto esperamos aprender mais sobre a tuberculose pulmonar em crianças infectadas com VIH/SIDA e os factores de risco que levam a tais infecções.

Finalidade do estudo

Estabelecer os determinantes específicos da infecção por tuberculose pulmonar em crianças de 5-15 anos infectadas pelo VIH/SIDA no condado de Mombaça.

Procedimento

Com a vossa permissão, gostaria de vos administrar um questionário. Será respeitada a privacidade das informações que nos fornecer.

Benefícios e riscos

As conclusões do estudo serão fundamentais para informar os intervenientes na saúde sobre os determinantes da tuberculose pulmonar em crianças infectadas com VIH/SIDA. Esta informação contribuirá para o desenvolvimento de um quadro político visando a redução da infecção PTB entre as crianças infectadas pelo VIH/SIDA. Irá educar os quenianos e os países em desenvolvimento em geral para evitar que as suas crianças contraiam a tuberculose pulmonar. Não há riscos envolvidos neste estudo.

Confidencialidade

Toda a informação fornecida será tratada com a máxima confidencialidade. Uma vez o relatório final aceite pela Universidade de Moi, toda a informação será destruída.

Participação voluntária

A participação no estudo é estritamente voluntária e livre de coerção de qualquer forma. Todos os inquiridos são livres de se retirar em qualquer ponto do estudo.

Informação de contacto

Quaisquer perguntas, preocupações ou queixas podem ser transmitidas ao investigador principal através dos contactos acima indicados.

Consentimento

Tendo lido e compreendido o objectivo, procedimento e benefícios do estudo, concordo voluntariamente; **(Verifique se aplicável)**

Assinatura/impressão em polegar
Nome da testemunha
Assinatura/impressão em polegar
Data:

APÊNDICE B QUESTIONÁRIO

Número do questionário

Caro pai/guardião: O meu nome é **Raphael Otakwa**; estou a fazer um estudo sobre determinantes da tuberculose pulmonar em crianças entre os 5-15 anos de idade que vivem com VIH/SIDA para o meu prémio de Mestrado em Saúde Pública. O objectivo da investigação é estabelecer os determinantes específicos da infecção por tuberculose pulmonar em crianças de 5-15 anos infectadas com VIH/SIDA no condado de Mombaça.

SECÇÃO A: INFORMAÇÃO DEMOGRÁFICA

1. Género: (**Assinalar o que for apropriado)**
Masculino[ ]
Feminino[ ]
2. Faixa etária: (**Assinalar o que for aplicável)**
Abaixo de 20 Anos[ ]21 - 30 Anos[ ]
31 - 40 Anos[]41 - 50 Anos[ ] 51 - 55 Anos[]Acima de 55 Anos[]
3. Estado Civil: (**Assinalar o que for apropriado)**
Solteiro [ ]Casado[ ] Viúvo[ ]Divorciado/Separado[ ]
4. Qual é o seu nível de educação mais elevado? (**Assinale o que for apropriado**) Primário[]Secundário[]Diploma[]Universidade
Outros
(Por favor especifique)

SECÇÃO B: INFORMAÇÃO ESPECÍFICA

5. PREVALÊNCIA DO PTB ENTRE O VIH/SIDA

i) O seu filho já alguma vez sofreu tuberculose?
Sim ( )Não ( )
Em caso afirmativo, quando? O seu filho foi capaz de completar o tratamento?
ii) Quantos quartos há na sua casa?
a) Ter um quarto
b) Ter mais do que um quarto
iii) Qual é o estado da ventilação do seu quarto?
a) Bom (ter mais do que uma janela aberta)
b) Feira (uma janela)

c) Mau (sem janela)

iv) Com que frequência é que o seu filho mantém contacto com um doente com tuberculose? (Nos últimos dois meses a partir de agora)

a) Dormir em quarto e cama diferentes

b) Mesmo quarto, cama diferente

c) Mesmo quarto, Mesma cama

v) Em que medida concorda com as seguintes declarações no que diz respeito à medida em que os factores económicos associados ao PTB entre as crianças entre os 5-15 anos de idade que vivem com VIH/SIDA em Município de Mombaça? Em cada caso, assinale a sua resposta utilizando a escala 1 a 5, nada = 1 muito = 5

Declaração	1	2	3	4	5
A pobreza na família está associada à transmissão da tuberculose nas crianças					
A má qualidade da habitação e a sobrelotação estão associadas à pobreza					
Há presença de mofo e fumo em sua casa, contribuindo assim para uma saúde respiratória deficiente nas crianças					

6. FACTORES SÓCIO-CULTURAIS

(i)Algum membro da sua família fuma? Sim ( ) Não ( )

Se sim, eles fumam frequentemente em casa?

Duas vezes por dia ( ) Uma vez por dia ( ) Semanalmente ( )

ii) Tem outros membros da família com tuberculose?

Sim ( ) Não ( )

Em caso afirmativo, quem, quando, onde e por quanto tempo?

iii) Tem uma cozinha separada? Sim ( ) Não ( )

iv) **Até que ponto concorda com as seguintes declarações no que diz respeito à medida em que os factores sócio-culturais associados ao PTB entre as crianças com idades compreendidas entre os 5-15 anos que vivem com VIH/SIDA no condado de Mombaça? Em cada caso, assinale a sua resposta utilizando a escala de 1 a 5 , nada = 1 muito = 5**

Declaração	1	2	3	4	5
Práticas ou crenças culturais afectam negativamente a adesão ao tratamento da tuberculose ou a procura de cuidados de saúde para crianças					
A sua cultura apoia o tratamento de crianças com tuberculose usando ervas tradicionais					
Há pouca adesão aos medicamentos para a tuberculose devido a restrições culturais					
Os pais consideram que as ervas tradicionais são mais eficazes do que os medicamentos artificiais para a tuberculose para crianças					

7. FACTORES GEOGRÁFICOS

Até que ponto concorda com as seguintes declarações sobre até que ponto os factores geográficos associados ao PTB entre as crianças com idades compreendidas entre os 5-15 anos que vivem com VIH/SIDA no condado de Mombaça? Em cada caso, assinale a sua resposta utilizando a escala de 1 a 5, nada = 1 muito = 5

Declaração		2	3	4	5
A natureza pobre das estradas constituiu um grande desafio nas viagens para aceder aos serviços de saúde					
Caminhar longas distâncias para chegar a um estabelecimento de saúde influenciou o acesso aos cuidados de saúde					
Fortes chuvas e cheias servem de obstáculo a comunidades para acederem aos serviços de cuidados de saúde					
Os doentes com proximidade estreita das instalações de cuidados de saúde aderem ao tratamento e aos cuidados de saúde.					
Durante a estação seca, a acessibilidade utilizando veículos viaja proporcionou um acesso mais rápido a todas as instalações de saúde do que a pé					
Não só pode ter impacto nas taxas de consumo de medicamentos à distância, como também aumentar a probabilidade de hospitalização e mortalidade.					

APÊNDICE C: MAPA

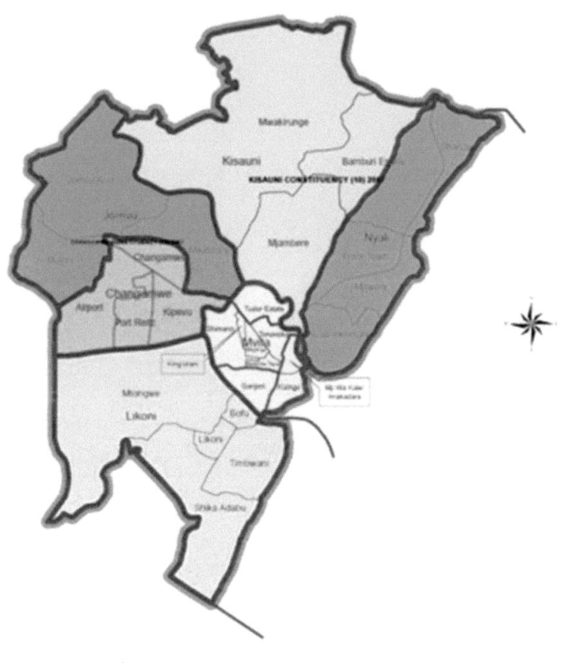

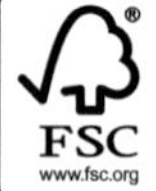

MIX
Papier aus verantwortungsvollen Quellen
Paper from responsible sources
FSC® C105338

Printed by Books on Demand GmbH, Norderstedt / Germany